LA RELIURE TRADITIONNELLE

2001

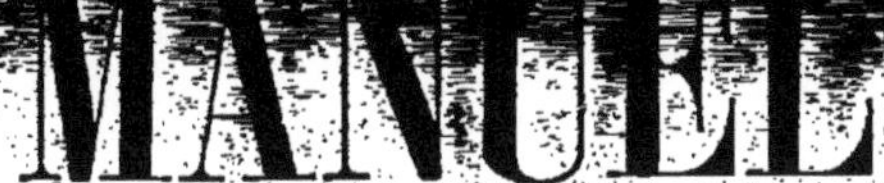

D'HYGIÈNE ÉLÉMENTAIRE

ET PRATIQUE

PAR

AUGUSTE-LOUIS NICOLAS

DOCTEUR EN MÉDECINE DE LA FACULTÉ DE PARIS, ANCIEN CHIRURGIEN MILITAIRE, EX-CHIRURGIEN A.-MAJOR DE LA GARDE NATIONALE DE PARIS, MÉDECIN DES BUREAUX DE BIENFAISANCE, MÉDECIN DES CRÈCHES, DES ASILES ET DES ÉCOLES DU XIe ARRONDISSEMENT, MÉDECIN HONORAIRE DES DISPENSAIRES, DE LA SOCIÉTÉ PHILANTHROPIQUE, MEMBRE DE LA SOCIÉTÉ MÉDICALE DU XIe ARRONDISSEMENT, ET DE PLUSIEURS SOCIÉTÉS SAVANTES, ETC.

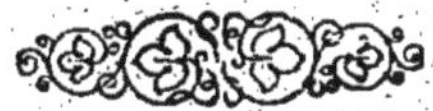

ORLÉANS,

IMPRIMERIE DE MORAND-BOUGET,

Rue des Carmes, 60.

1854.

MANUEL

D'HYGIÈNE ÉLÉMENTAIRE

ET PRATIQUE.

MANUEL
D'HYGIÈNE ÉLÉMENTAIRE
ET PRATIQUE

PAR

AUGUSTE-LOUIS NICOLAS

DOCTEUR EN MÉDECINE DE LA FACULTÉ DE PARIS, ANCIEN CHIRURGIEN MILITAIRE, EX-CHIRURGIEN A.-MAJOR DE LA GARDE NATIONALE DE PARIS, MÉDECIN DES BUREAUX DE BIENFAISANCE, MÉDECIN DES CRÈCHES, DES ASILES ET DES ÉCOLES DU XIe ARRONDISSEMENT, MÉDECIN HONORAIRE DES DISPENSAIRES, DE LA SOCIÉTÉ PHILANTHROPIQUE, MEMBRE DE LA SOCIÉTÉ MÉDICALE DU XIe ARRONDISSEMENT, ET DE PLUSIEURS SOCIÉTÉS SAVANTES, ETC.

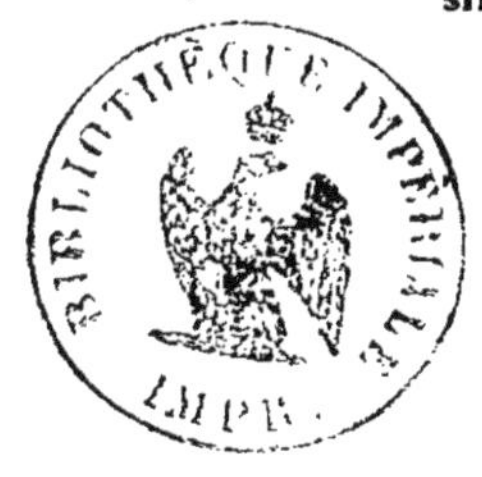

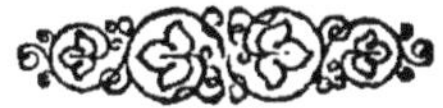

ORLÉANS,

IMPRIMERIE DE MORAND-BOUGET,

Rue des Carmes, 60.

1854.

A

Monseigneur Dupanloup,

ÉVÊQUE D'ORLÉANS,

Membre de l'Institut (Académie Française), etc.

HOMMAGE DE MA VÉNÉRATION.

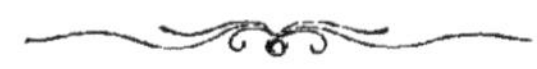

A

Monsieur le Comte Guy de la Villette,

COLONEL AU 6me DES LANCIERS,

Commandeur de la Légion-d'Honneur, etc.

EXPRESSION DE MA GRATITUDE ET DE MON RESPECT.

A. NICOLAS.

A MES MAITRES.

M. CRUVEILHIER,

PROFESSEUR A LA FACULTÉ DE MÉDECINE DE PARIS, MÉDECIN DE L'HOPITAL DE LA CHARITÉ, MEMBRE DE L'INSTITUT (ACADÉMIE DES SCIENCES), DE L'ACADÉMIE DE MÉDECINE, OFFICIER DE LA LÉGION-D'HONNEUR, ETC.

ET

M. VELPEAU,

PROFESSEUR A LA FACULTÉ DE MÉDECINE DE PARIS, CHIRURGIEN DE L'HOPITAL DE LA CHARITÉ, MEMBRE DE L'INSTITUT (ACADÉMIE DES SCIENCES), DE L'ACADÉMIE DE MÉDECINE, OFFICIER DE LA LÉGION-D'HONNEUR, ETC.

COMME UNE MARQUE DE MA RECONNAISSANCE ET DE MON AFFECTION.

A. NICOLAS.

INTRODUCTION.

Le premier homme jeté sur une terre maudite de laquelle il tirait péniblement une nourriture arrosée de ses sueurs, devait être soumis à de fâcheuses influences. Dès-lors, il a dû chercher les moyens propres à s'en garantir, et de là le premier code d'hygiène.

Cette science est donc aussi ancienne que le monde. Mais qu'est-elle devenue jusqu'à nos jours?

Soigneusement cultivée par les gouvernements anciens, qui, pour donner plus d'autorité à ses préceptes, les associaient aux mystères religieux, (ainsi les Chaldéens, les Égyptiens, les Hébreux,) elle est tombée plus tard dans une sorte d'oubli et plusieurs siècles semblent l'avoir négligée. Il faut, en effet, remonter jusqu'à la fin du dix-septième siècle et au commencement du dix-huitième pour trouver quelques travaux importants sur la matière. Mais, depuis cette époque, la science a fait d'immenses progrès, et aujourd'hui nous possédons d'excellents traités d'hygiène. C'est dans ces richesses contemporaines que nous puiserons les préceptes qui seront énoncés dans ce livre, résumé actuel de la science positive, et duquel nous avons écarté avec soin les choses douteuses, les doctrines incertaines, les idées encore obscures, les opinions qui ne sont pas suffisamment démontrées.

L'hygiène, depuis son origine, a vu chaque jour accroître son domaine. C'est que l'homme des premiers siècles avait des goûts plus simples, se contentait des fruits de la terre, vivait en plein air, était exempt de ces passions tumultueuses qui dévorent le cœur de l'ambitieux, de l'avare, du voluptueux ; imitateur de la nature, il usait avec sobriété et des plaisirs des sens et des choses nécessaires à l'entretien de la vie ; il était plus robuste et partant pouvait lutter avec plus de force contre les éléments destructeurs de sa santé et arriver ainsi à une extrême et heureuse vieillesse. Cet heureux temps, que les poètes ont appelé l'âge d'or, n'est plus. Des révolutions ont ébranlé les colonnes de notre globe et les tremblements de terre et les volcans ont secoué le monde, séparé des continents, englouti des cités, enseveli des peuples, et du fond des mers ont fait jaillir des îles. « Nous marchons, disait un ancien du temps de Tourtelle, sur les cadavres des cités. » « On navigue, disait Sénèque, sur des villes que nos ancêtres ont connues, et dont l'histoire a transmis à notre siècle la mémoire et la connaissance » Ces révolutions ont dû changer les conditions météorologiques de notre planète, et les climats et les saisons en ont éprouvé des variations profondes.

Ces causes ont dû, pour leur part, influer fâcheusement sur l'homme soumis à leur action délétère. Mais elles ne sont pas les seules.

En se réunissant en société, il a vu croître ses besoins; ses passions ont eu plus d'aliments, et bientôt de graves inconvénients pour sa santé ont surgi de ces agglomérations de peuples. Nous savons que l'homme est né pour vivre en société; mais, comme le dit Raynal, des sociétés de 20 à 30 millions d'individus, des cités de 4 à 500,000 hommes sont des monstruosités dans l'ordre naturel L'air y est infecté, les eaux corrompues et la terre épuisée. N'est-ce pas du sein de ces masses que l'on voit s'élever ces effroyables épidémies qui sèment la mort et l'épouvante dans les contrées; n'est-ce pas là aussi que le crime et l'immoralité étalent avec effronterie leur dégoutant spectacle.

Ah! que nous sommes éloignés de cette simplicité première et si heureuse pourtant, où des aliments simples, des vêtements modestes, une cabane et une femme suffisaient à tous les besoins de l'homme. Mais non, aujourd'hui on veut sur sa table les poisons de la cuisine d'Apicius, selon la pensée de Diderot, et les productions de tous les pays. Une épouse vertueuse ne suffit plus, il faut un sérail. L'éducation vicieuse de la jeunesse, les passions déréglées des parents, transmettant leurs vices à leurs enfants, le luxe si effréné, l'indolente oisiveté, tout contribue à détériorer la race humaine, et l'on peut dire en voyant passer ce peuple des villes, usé, informe, vieux avant l'âge :

> Vois ces spectres dorés s'avancer à pas lents,
> Traînant d'un corps usé les restes chancelants,
> Et, sur un front jauni, qu'a ridé la mollesse,
> Etaler à trente ans leur précoce vieillesse.
> C'est la main du plaisir qui creusa leur tombeau,
> Et, bienfaiteur du monde, il devient leur bourreau.

Faut-il s'étonner après cela que l'hygiène se soit vue obligée d'étendre ses limites pour renfermer de nouveaux préceptes, nécessités par de nouveaux malheurs.

Effrayés de cette décadence de l'espèce humaine, il s'est rencontré dans tous les temps des hommes illustres qui ont essayé d'en arrêter le progrès ; mais depuis quelques années surtout on semble davantage encore préoccupé de la grande affaire de l'amélioration physique et morale de l'homme. Aussi, voit-on surgir de tous côtés des écrits dans ce sens ; aussi voyait-on naguère la tribune parlementaire retentir éloquemment des nobles sentiments exprimés par des âmes généreuses, et des lois salutaires répondre à ces cris de la conscience honnête et proclamer leur importante nécessité. Des sociétés savantes, des académies de médecine se sont emparées de cette pensée philanthropique, et, pour stimuler le zèle des hygiénistes, ont proposé des prix plus ou moins importants aux auteurs des meilleurs mémoires traitant de l'hygiène à divers points de vue, points de vue indiqués à l'avance dans un programme officiel. Ce sont là de louables efforts sans doute, mais dont les résultats pourraient bien être longtemps stériles. Nous croyons ce moyen insuffisant pour répandre promptement dans le public et surtout dans les campagnes les bienfaits de l'hygiène avec la connaissance de ses lois.

Nous aimerions mieux un petit traité d'hygiène, un résumé complet de la science, un livre bien court et surtout bien clair qu'on enseignerait dans les colléges et principalement dans les séminaires et les écoles normales. Les séminaires et les écoles normales sont, en effet, les pépinières qui fournissent à nos communes rurales et les curés et les maîtres d'école, ces hommes si indispensables, ces hommes de confiance aux lumières desquels on a toujours recours, et qui, au point de vue de l'hygiène comme sous tous les autres rapports, pourraient facilement régénérer leur canton.

C'est cette pensée qui nous a dirigé en composant cet ouvrage, dans lequel nous avons traité toutes les questions relatives à l'hygiène, et si parfois nous avons abrégé beaucoup, nous pensons n'avoir rien omis d'essentiel et en avoir dit assez pour qu'à l'aide des données générales, on puisse facilement tracer les règles hygiéniques applicables à un cas particulier. Nous en avons cité un exemple

Pour rendre notre livre aussi simple que possible, nous nous sommes, dans toute question, soumis à cette loi invariable : de dire un mot de l'objet que nous allions traiter, puis d'en indiquer l'influence sur l'homme et enfin de déduire de ces connaissances les règles hygiéniques particulières.

Nous confessons, en finissant, que nous n'avons pris la plume que dans le but unique d'être utile à nos semblables, en apportant une humble pierre à l'édifice du bien-être social. Si notre désir était atteint, notre ambition serait satisfaite

MANUEL
D'HYGIÈNE ÉLÉMENTAIRE
ET PRATIQUE.

HYGIÈNE PRIVÉE ET PUBLIQUE.

Définition.

DÉFINITION. L'Hygiène est l'art de conserver la santé. Quand elle s'occupe de la santé individuelle, on l'appelle *hygiène privée ;* quand elle traite de la santé collective, elle prend le nom d'*hygiène publique.*

Plan.

PLAN. Pour mettre de l'ordre dans notre travail et en faciliter l'étude, il est nécessaire d'adopter un plan.

Plusieurs ont été proposés, s'appuyant sur des bases différentes. Ce serait le lieu d'en examiner la valeur, mais les limites que nous nous sommes imposées ne nous permettant pas de les discuter, nous suivrons autant que possible le plan tracé par notre maître, le professeur Royer-Collard, dans son cours d'hygiène à la Faculté de Médecine de Paris.

Avec lui nous examinerons d'abord ***le sujet*** de l'hygiène, c'est-à-dire l'homme en santé ; puis ***la matière*** de l'hygiène, c'est-à-dire les influences qui l'entourent, et enfin le rapport du sujet à la matière, c'est-à-dire l'action de ces influences sur sa santé.

SUJET DE L'HYGIÈNE.

Sujet de l'Hygiène.

La Santé.

LA SANTÉ. La santé est un état général dans lequel nos organes fonctionnent librement et avec un sentiment de bien-être.

Formes de la Santé selon

Mais la santé présente diverses formes, selon qu'elle est modifiée par l'âge, le sexe, le tempérament, la constitution, l'idiosyncrasie, l'hérédité, les habitudes, les races et les professions.

CHAPITRE Ier.

Les Ages.

Les Ages.

Les âges sont les diverses périodes de la vie humaine. Ces périodes ont été partagées d'une manière arbitraire. Nous n'indiquerons que la division la plus vulgaire et la plus antique, qui admet quatre âges :

Enfance depuis la naissance jusqu'à { 12 ans pour les filles. / 15 ans pour les garçons.

Adolescence de { 12 à 21 ans pour les filles. / 15 à 25 ans pour les garçons.

Age viril de { 21 à 50 ans pour les femmes. / 25 à 60 ans pour les hommes.

Vieillesse de 50 ou 60 ans jusqu'à la mort.

ENFANCE.

Le petit enfant qui vient de naître est tellement fragile et délicat, ses organes sont tellement impressionnables qu'on ne saurait l'envelopper de trop de soins, l'entourer de trop de précautions. Le froid, l'air vicié et une mauvaise alimentation sont pour lui des ennemis terribles contre lesquels il faudra le prémunir. Enfance.

Pour éviter l'influence du froid on enveloppera l'enfant dans des vêtements plus ou moins chauds selon la saison ; mais dans tous les cas ces vêtements ne devront pas être trop serrés. Les bras seront toujours laissés libres, et les membres inférieurs eux-mêmes devront pouvoir exercer certains mouvements. L'usage du maillot sera donc repoussé, maillot qui consistait autrefois à emprisonner ces pauvres petits êtres dans des langes étroitement serrés et *ficelés*. Coutume barbare que l'on doit répudier. Convenablement habillé, l'enfant sera placé dans un berceau chaudement garni. Les couvertures seront proportionnées à la rigueur de la température.

Pour soustraire le nouveau-né à l'action d'un air vicié on le placera dans une chambre bien chauffée et suffisamment spacieuse pour permettre à l'air de se renouveler facilement. Si l'on ne peut jouir de cet avantage il faudra tout au moins éloigner l'enfant du lit de sa mère et ne jamais le coucher avec elle. On veillera aussi à ce que l'enfant ait la bouche libre pour que la respiration puisse s'effectuer aisément.

Quelques heures après la naissance il faut commencer l'allaitement du nouveau-né, et c'est là une question fort importante, car, bien que, règle générale, la mère doive nourrir son enfant, cependant il est des cas où elle est obligée de le confier à une nourrice mercenaire. Nous savons qu'il est des femmes qui, effrayées des assujettissements qu'entraîne l'allaitement d'un enfant, effrayées des sacrifices de tout genre qu'elles seront obligées de s'imposer dans leurs plaisirs et leurs habitudes, craignant la privation de sommeil et les fatigues de toute sorte, cherchent des prétextes spécieux pour ne pas remplir leur devoir de mère jusqu'au bout; ces femmes ne sont pas dignes de l'honneur de la maternité. C'est là une injure faite à la nature, qui a tout préparé pour que l'enfant reçoive de celle qui l'a conçu, et les soins matériels et la direction morale. Cependant si véritablement pour des raisons majeures de santé ou de position sociale on est obligé de refuser à l'enfant le lait maternel, alors on préférera l'allaitement par une nourrice à celui par les femelles d'animaux ou à l'allaitement artificiel.

Avant d'aller plus loin, avertissons les parents qu'ils doivent faire inscrire l'enfant sur les registres de l'état civil dans les trois jours qui suivent la naissance. Pour cela on le présente à la mairie accompagné de son père et de deux témoins s'il est légitime, et dans le cas d'illégitimité accompagné de l'accoucheur et de deux témoins.

L'église catholique accorde également trois jours pour faire baptiser l'enfant, lorsqu'il n'y a pas danger de mort.

Maintenant que nous avons satisfait aux prescriptions de la loi civile et religieuse, revenons à notre sujet et disons que l'allaitement doit être continué plus ou moins longtemps, suivant certaines indications que le médecin est seul capable d'apprécier. Généralement on ne sèvre un enfant que vers un an, mais on ne le fera jamais brusquement, toujours on devra ajouter progressivement au lait maternel quelques matières alimentaires (fécules, légers potages), de manière à ce que le sevrage ait lieu graduellement.

Cet âge de la vie sera d'autant plus surveillé que c'est à cette période qu'a lieu la dentition, dentition qui parfois est fort orageuse. Aussi devra-t-on entourer les enfants des soins les plus attentifs, leur éviter les impressions trop vives de froid et de chaud, d'humidité et de lumière ; leur accorder une nourriture saine et de facile digestion, des repas réglés, pris à des heures fixes et jamais trop abondants. Ils seront couchés dans des chambres où l'air circulera librement et où plusieurs personnes ne seront pas entassées. La température sera suffisamment élevée (15 degrés centigrades) et on aura soin de surveiller leur sommeil pour qu'ils ne plongent pas la tête sous les couvertures, tout comme on évitera de placer le lit dans les courants d'air. Enfin les fatigues intellectuelles, les tensions d'esprit, les émotions vives seront soigneusement évitées à l'enfance, que l'on préservera aussi des habitudes vicieuses.

Avant de parler de l'adolescence et de l'âge viril, qu'il nous soit permis de nous arrêter un instant sur des institutions d'utilité publique créées pour l'enfance depuis un certain nombre d'années dans l'intérêt des classes ouvrières. Nous voulons parler des crèches et des salles d'asile.

Les crèches, fondées en 1844 par M. Marbeau, aidé de quelques personnes charitables, sont des établissements où, moyennant 20 centimes par jour, on reçoit pendant les heures de la journée les enfants des ouvriers depuis le moment de leur naissance jusqu'à l'âge de 2 ans, époque où ils sont admis à la salle d'asile. Les mères y Crèches.

viennent une ou deux fois allaiter leurs enfants, dont chacun a son berceau particulier, et peuvent en toute sécurité se reposer pour les autres soins de toute nature sur la sollicitude attentive de la surveillante. Cette dame a sous ses ordres quelques femmes appelées berceuses, dirige la maison et fait administrer aux enfants les soins les mieux entendus.

Un médecin est attaché à l'établissement.

Salles d'asile.

Nous avons dit qu'à deux ans les enfants étaient admis dans les salles d'asile. Ils y sont reçus jusqu'à sept ans. A cet âge ils passent aux écoles primaires, où ils restent jusqu'au moment de l'apprentissage. Les enfants sont admis à l'asile gratuitement ou moyennant une légère rétribution. Une directrice, aidée d'une sous-maîtresse et d'une servante, compose le personnel suffisant pour 150 enfants. Ceux-ci y reçoivent un commencement d'éducation et d'instruction et passent les heures de la journée, tantôt à un facile travail, tantôt à des chants, à des jeux. (Voir le *Manuel des Salles d'Asile* par M. Cochin.) Ils y trouvent les soins physiques les plus assidus et une direction morale convenable. Les maîtresses ont pour leurs petits élèves l'affection maternelle la plus tendre et la sollicitude la plus entière.

Ici encore un médecin surveille l'hygiène de la maison et la santé des enfants.

Ce serait le moment de parler des externats et des pensionnats ou maisons d'éducation avec internes. Nous n'en dirons qu'un mot, toutes les questions qui s'y rattachent tant sous le rapport physique que sous le rapport intellectuel se trouvant largement traitées dans le cours de cet ouvrage.

Externats. — Ils sont convenables pour les enfants depuis l'âge de 5 à 6 ans jusqu'à 10 à 12 ans.

Pensionnats et collèges. — Vers 10 à 12 ans les jeunes enfants peuvent y entrer avec fruit ; à cet âge leur constitution est devenue plus forte, ils peuvent résister plus facilement à la maladie ; leur intelligence plus robuste s'applique avec plus de fruit en même temps qu'avec moins de danger au rude labeur des études scientifiques.

ADOLESCENCE ET AGE VIRIL.

Adolescence et Age viril.

C'est à ces deux âges que peuvent surtout s'appliquer toutes les prescriptions qui constituent la matière de l'hygiène. Devant en parler longuement plus tard, nous nous contenterons de faire remarquer ici que c'est à cette époque que l'homme atteint la taille la plus élevée et le poids le plus considérable.

Ce n'est guère que vers trente ans que l'homme gagne toute sa hauteur. Elle est alors, terme moyen, pour la France de 1 mètre 683 millimètres (5 pieds 2 pouces 3 lignes) ; il la conserve jusqu'à cinquante ans. On a remarqué que la taille des habitants des campagnes est un peu moins élevée.

Quant au poids, il a son maximum vers 40 ans pour l'homme et vers 50 ans pour la femme. Il est, en moyenne, de 47 kilogrammes pour l'homme et de 42 kilogrammes 5 grammes pour la femme. Ce n'est guère que vers 60 ans qu'on s'aperçoit d'une diminution assez sensible.

Ne devant pas en parler ailleurs, disons à propos de ces deux âges que c'est au commencement de l'âge viril que l'on doit contracter mariage. A cette époque la constitution a acquis tout son développement, et un jeune homme de 25 ans peut épouser sans crainte une jeune fille de 20 ans.

VIEILLESSE.

Vieillesse. Cet état de la vie se rapproche de plus en plus de l'enfance et réclame les mêmes soins hygiéniques. Si, au commencement de sa carrière, l'homme ne peut, en effet, résister facilement aux influences extérieures par la faiblesse de ses organes, lorsqu'il est arrivé à la fin de son existence il ne peut davantage lutter contre ces influences par suite de l'usure de ces mêmes organes.

Aussi les vieillards auront-ils soin d'éviter l'action du froid trop vif, de la chaleur trop intense et des variations brusques de température. Ils surveilleront la quantité et la qualité de leurs aliments et éloigneront avec soin toute fatigue intellectuelle et toute émotion morale trop vive.

Nous avons vu que dans les premiers temps de sa vie, l'homme, sans force et sans expérience, ne pouvait que tendre ses petits bras pour solliciter aide et protection de la charité d'autrui, et les crèches et les asiles ont répondu à ses cris; maintenant, arrivé sur le bord de la tombe, épuisé et impotent, il étale ses infirmités aux yeux de l'humanité pour réclamer ses soins et son assistance. Les cœurs ne seront point insensibles, et des hospices seront élevés pour abriter ses vieux jours, panser ses ulcères et l'aider à mourir. Dans un certain nombre de départements, il existe des maisons de refuge pour les personnes âgées, maisons appelées *hospices généraux* et où sont réunis les vieillards indigents âgés de 80 ans (pour Paris) ou frappés d'une maladie incurable ou d'une infirmité grave. Ces maisons ne sont pas assez répandues. Chaque département devrait avoir son hospice général fondé plutôt par lui-même que par l'État, ou bien encore au moyen de legs faits par des particuliers. Dans ces derniers temps il s'est créé une œuvre admirable et qui doit fixer notre attention pendant quelques instants. Nous voulons dire : *les petites sœurs des pauvres*. Partie du fond de la charitable et catholique Bretagne, elle est déjà répandue dansb ien des départements, et même à l'étranger, et partout elle est accueillie avec bonheur par les populations. Ces bonnes sœurs réunissent dans des maisons particulières, dites *Maisons des Vieillards*, les personnes infirmes et âgées, et les servent avec l'amour le plus filial. Elles pourvoient à leurs besoins en sollicitant les secours de la charité publique, secours qui ne leur font jamais défaut. C'est là une œuvre vraiment salutaire, et que chaque commune pourrait établir facilement et à peu de frais. (*Histoire des petites Sœurs des Pauvres* par M. Léon Aubineau, 1852, chez M. Bailly, place Sorbonne.)

MORT.

Recueilli dans les hospices ou secouru par les bureaux de bienfaisance, le vieillard pauvre gagne comme le riche la fin de son dernier jour, et comme lui arrive tout doucement à l'heure de la mort. Ici se présente une question grave et qui nécessite des développements étendus. C'est une chose de la plus haute importance, en effet, que de savoir reconnaître les signes certains de la mort pour éviter l'affreux malheur d'enterrer une personne vivante. Plus d'une fois on en a cité de terribles exemples et on a retiré de leur sépulcre des victimes encore palpitantes et qui, dans l'excès de leur désespoir, s'étaient déchiré les chairs de leurs propres dents. Que notre étude se fixe donc en ce moment sur les signes qui Mort.

distinguent la mort réelle de celle qui n'est qu'apparente. Parmi eux nous remarquons : la perte des facultés intellectuelles ; l'aspect cadavéreux de la face ; l'affaissement des yeux et leur obscurcissement par une toile glaireuse ; le refroidissement du corps ; la décoloration de la peau ; l'absence de rougeur et d'ampoules dans la brûlure de la peau par l'huile bouillante, par le fer rouge; l'immobilité de la poitrine; l'absence de souffle nasal et buccal, c'est-à-dire qu'un miroir placé devant la bouche et le nez ne doit pas se ternir, qu'une chandelle allumée ne laisse point vaciller sa flamme ; l'absence des battements du cœur, constatée par l'application de la main ou de l'oreille sur ce point; la flexion du pouce, recouvert par les autres doigts; la perte de transparence de la main et des doigts, lorsque rapprochés on les place entre l'œil et la lumière; l'immobilité, lorsque l'on pratique des incisions à la plante des pieds ou ailleurs; enfin, la rigidité cadavérique et la putréfaction.

Notre excellent ami et confrère, M. le docteur Crimotel, dans une brochure qu'il vient de faire paraître, insiste pour qu'on y ajoute un dernier signe : l'absence de contractilité des muscles sous l'influence des courants du galvanisme. Marc écrivait aussi que « l'épreuve par le galvanisme était la plus sûre de toutes, et que les corps ne devraient jamais être portés en terre qu'après que la pile de Volta n'aurait plus produit d'effet sur eux. »

Si tous ces signes sont réunis sur un individu, on peut affirmer la mort et procéder à l'inhumation en toute sécurité de conscience. D'ailleurs, en France, il est impossible de rencontrer ces cas d'inhumations précipitées en présence de la loi qui ordonne de laisser écouler vingt-quatre heures entre le moment du décès et celui de l'enterrement ; mais il est une autre garantie établie dans les grands centres de population : c'est l'établissement d'un service de vérification des décès à domicile par des médecins expérimentés. A Paris, ce service est parfaitement organisé dans chaque arrondissement. Il serait à désirer qu'on en fît autant dans toutes les communes de France.

Bien que nous ayons conduit l'homme jusqu'à une heureuse vieillesse avant de le faire mourir, cependant le plus grand nombre succombe avant d'atteindre ce terme. Il résulte des derniers calculs faits à ce sujet que la vie moyenne en France est de trente-quatre ans. La mortalité dans le jeune âge est donc considérable ; cependant il ne meurt qu'une personne sur quarante-cinq dans les temps ordinaires, ce qui fait environ huit cent mille par an. Ne soyons pas trop effrayés de ces chiffres, car la proportion des naissances est supérieure à celle des décès (dix naissances pour huit décès), en sorte qu'après un certain nombre d'années, la population actuelle se trouvera doublée. Cette remarque ne s'applique pas seulement à notre France. Il en est de même à l'époque actuelle pour tous les pays civilisés.

Finissons ce chapitre des âges en disant qu'en général les habitants de la campagne vivent plus vieux que ceux des villes, et que les femmes atteignent aussi une carrière plus avancée que les hommes.

CHAPITRE II.

Les Sexes.

La différence des sexes entraîne l'application de règles hygiéniques distinctes, règles qui trouveront plus natu- Les Sexes.

rellement leur place en traitant des agents qui constituent la matière de l'hygiène.

Qu'il nous soit permis, cependant, de faire remarquer en ce moment que la différence des sexes n'existe pas seulement dans la dissemblance des organes génitaux, mais que toute la constitution révèle la force et l'énergie chez l'homme, la faiblesse et la délicatesse chez la femme. Cette dernière, par le rôle que lui a dévolu le maître du monde (grossesse, accouchement, allaitement), est sujette d'ailleurs à des maladies ou des infirmités dont son compagnon sur la terre est exempt, et contre lesquelles l'hygiène doit la prémunir. Cependant, si la femme est plus délicate que l'homme par la plus grande irritabilité de ses nerfs, par la plus grande pauvreté de son sang, par son poids moins considérable, par sa taille moins élevée, elle arrive encore relativement à un âge plus avancé, et les exemples de longévité sont plus nombreux dans le sexe féminin, bien qu'il naisse plus de garçons que de filles.

CHAPITRE III.

La constitution, le tempérament, l'idiosyncrasie.

La constitution, Le tempérament, L'idiosyncrasie.

Il est difficile de définir chacune de ces expressions. Tâchons cependant de les faire comprendre.

Nous naissons avec une organisation primitive et particulière à chacun de nous ; hé bien, c'est cet état originel que l'on nomme *constitution*, qui est forte ou faible, selon que l'enfant est doué d'une forte ou d'une faible complexion, selon que ses organes fonctionnent avec énergie ou ne le font pas. Cette constitution se traduit à l'extérieur par certains signes qui semblent se grouper en catégories distinctes et que l'on a désignées par l'expression de *tempérament*. Ce tempérament est appelé sanguin, bilieux, etc. Mais chaque constitution, bien que partageant, avec beaucoup d'autres, les caractères distinctifs de son tempérament, éprouve cependant à sa manière les impressions de ses sens. Ce sont ces dispositions individuelles, particulières, qui constituent *l'idiosyncrasie*.

Nous avons dit que les tempéraments étaient partagés en sanguin, nerveux, lympathique, bilieux. Les signes qui les différencient sont pour :

1° Le sanguin : Peau douce, face colorée, cheveux châtains, embonpoint modéré, col court, pouls plein, force musculaire développée, respiration large, passions violentes, intelligence et imagination. L'histoire nous a laissé les noms d'hommes célèbres qui ont joui de ce tempérament. Nous ne citerons que le bon roi Henri IV et le duc de Richelieu.

2° Le nerveux : Complexion maigre et sèche, figure pâle, mobile et expressive, œil vif, front haut, mouvements brusques et saccadés, impressions vives et fortes, alternative d'énergie et de faiblesse dans le caractère, développement de l'intelligence. L'empereur Tibère, le philosophe J.-J. Rousseau et le sanguinaire Robespierre sont des types de ce tempérament.

3° Le lymphatique : cheveux rouges ou blonds, fins, yeux bleus, peau blanche et fine, poils rares, chairs molles, volume exagéré du nez, des lèvres et des oreilles, joues plaquées de rouge, mains et pieds volumineux, facultés intellectuelles faibles.

4° Le bilieux : Teinte foncée un peu jaunâtre de la peau, cheveux noirs et raides, yeux foncés, physionomie ferme et intelligente, muscles vigoureux, foie développé, passions intenses et durables, caractère décidé, persévérant, ambition et opiniâtreté. Parmi les grands hommes qui ont été doués de ce tempérament, on cite : Alexandre-le-Grand, Jules César, Napoléon.

Il est rare que chaque tempérament se présente isolément chez un individu. Le plus souvent ils sont combinés entr'eux. C'est ainsi que l'on rencontre le tempérament nervoso-sanguin, le tempérament nervoso-lymphatique, le tempérament sanguin-lymphatique.

Ces tempéraments ne sont pas tous également favorables à la santé. Le meilleur est le sanguin, le plus mauvais est le lymphatique. Mais, grâce à l'observation des préceptes de l'hygiène, ces tempéraments peuvent être modifiés, améliorés, et souvent nous aurons soin d'en indiquer les moyens dans le cours de cet ouvrage. Dès ce moment, traçons les règles hygiéniques propres à chaque tempérament.

1° Sanguin : La nourriture des personnes sanguines sera saine, mais peu abondante.

Elles se priveront des liqueurs alcooliques, du café noir.

Elles fuiront les grandes chaleurs et les appartements peu aérés.

Elles feront beaucoup d'exercice.

Elles éviteront avec soin de se faire saigner sans une nécessité absolue, sous peine de se voir forcées d'en contracter souvent l'habitude. Il est certaines provinces où les habitants de la campagne ont ainsi cette mauvaise coutume et sont bientôt obligés d'y recourir une ou même deux fois par an.

2° Nerveux : Fuir les émotions de tout genre, user d'une alimentation qui ne sera ni trop faible ni trop forte, faire usage fréquent des bains, se livrer à un exercice assez énergique et enfin habiter la campagne et exercer les travaux des champs. Tels sont les conseils que suivront les personnes nerveuses.

3° Lymphatique : Ce tempérament se soumettra à l'habitation à la campagne dans un lieu sec et élevé, à un exercice modéré, à une alimentation composée surtout de viandes grillées ou rôties.

4° Bilieux. Les mêmes règles que pour le sanguin.

CHAPITRE IV.

L'Hérédité.

Le mot *hérédité* désigne la loi fondamentale de la nature par laquelle les parents transmettent à leurs enfants leurs ressemblances physiques et même morales, à moins que l'éducation ne vienne modifier le caractère. C'est ainsi que dans les enfants on retrouve les traits du visage de leurs parents, leur stature, leur force musculaire, et jusqu'à un certain point la durée de leur vie; c'est ainsi qu'on constate chez eux la même prédisposition aux mêmes maladies : nous disons prédisposition, car on n'hérite pas d'une maladie, mais de l'aptitude à contracter cette maladie, et cela est si vrai que si on soustrait les enfants aux influences qui ont déterminé chez les parents certaines affections organiques, ces enfants n'en sont point atteints. Cette dernière remarque est digne d'attention, car un enfant L'Hérédité.

vient-il au monde faible et débile, avec un tempérament lymphatique qu'il a hérité de ses parents, l'hygiène viendra modifier cette constitution, et d'un être lymphatique en fera un individu sanguin ou tout au moins plus robuste. On n'aura, pour y parvenir, qu'à suivre les préceptes que nous avons donnés au chapitre des âges et à celui des tempéraments.

CHAPITRE V.

Les Habitudes.

Les Habitudes.

L'habitude est une répétition des mêmes actes, répétition qui entraîne bientôt le besoin pour nos organes de renouveler les impressions que déjà ils ont ressenties. Ce besoin est quelquefois si impérieux qu'on a pu dire que l'habitude était une seconde nature. On la contracte cependant d'autant plus vite que l'on est plus jeune, car, alors, le cerveau, plus impressionable, recherche les émotions avec plus d'ardeur et de curiosité. Aussi devra-t-on profiter de cet âge pour imprimer dans l'esprit et le cœur de l'homme l'habitude des plus belles qualités et des plus nobles vertus. Les habitudes, en effet, peuvent être bonnes ou mauvaises, et par leur influence produire des maladies. C'est ainsi que l'habitude des boissons alcooliques donne naissance à toutes les affections de l'estomac et en particulier au cancer, s'il y a prédisposition héréditaire. Il faudra donc surveiller les habitudes, et si elles sont dangereuses, chercher à les faire disparaître. Pour atteindre ce but on agira cependant avec prudence, car il en est quelques-unes qu'on ne peut sans inconvénient pour la santé détruire trop promptement. Tel est l'usage des liqueurs spiritueuses.

CHAPITRE VI.

Les Races.

L'espèce humaine, répandue sur toute la terre, présente, suivant les régions du globe qu'elle habite, certains caractères extérieurs et particuliers qui ont permis de la diviser en plusieurs groupes appelés *Races*. Les Races.

Ces groupes ou races ont-ils existé de tout temps ou bien sont-ils tous des branches sorties d'une même souche? Les savants sont partagés sur ce point. La première opinion est admise par un petit nombre d'anthropologistes dont les uns ont distingué jusqu'à vingt types primitifs, qu'ils font naître simultanément dans divers endroits du globe, au moment de la création. La seconde opinion est presque universellement répandue, et son évidence a été incontestablement prouvée dans le livre si intéressant du docteur Prichard. Cette opinion, que nous partageons, et qui est conforme à ce que nous enseigne la Genèse, croit que dans l'origine Dieu créa *un seul homme*, que plus tard sa postérité venant à s'accroître, ses descendants se dispersèrent et allèrent se fixer par toute la terre. Soumis à l'avenir aux influences nouvelles de leurs nouveaux climats, ces hommes modifièrent peu à peu leurs caractères anciens et formèrent ainsi des branches (races) nouvelles et différentes, quoique sorties d'une même souche.

Ces races sont divisées en quatre principales, dont chacune contient plusieurs rameaux ou variétés. Voici leurs caractères distinctifs :

Première race. — Race blanche ou caucasique :

Angle facial de 85° (1), tête ovale, cheveux fins, front large et haut, yeux droits, nez souvent aquilin, dents perpendiculaires à la mâchoire, peau blanche et rose ou un peu brune. Cette race contient les peuples de l'Europe, et par conséquent les plus civilisés.

Deuxième race. — Race jaune ou mongolique :

Angle facial de 75 à 80°, cheveux noirs et aplatis, visage large et plat, pommettes saillantes, yeux longs et fendus obliquement, nez épaté, narines découvertes, teint plus ou moins olivâtre. Tels sont les caractères des peuples de l'Asie.

Troisième race. — Race rouge ou américaine :

Angle facial de 78 à 80°, cheveux noirs et plats, visage large, yeux grands et souvent obliques, peau de couleur rouge ou cuivrée. Comme son nom l'indique, on la trouve en Amérique.

Quatrième race. — Race noire ou africaine :

Angle facial de 70 à 77°, cheveux courts et laineux, visage allongé, front rétréci ou aplati, nez large et aplati, bouche large, lèvres grosses, mâchoires saillantes, dents longues obliques en avant, peau noire. A ces traits on ne peut méconnaître les habitants de l'Afrique.

CHAPITRE VII.

Les Professions.

Les Professions.

Les professions, par les habitudes qu'elles impriment, modifient souvent la constitution, le tempérament et

(1) Pour trouver l'angle facial, il suffit de tirer une première ligne *horizontale* qui, prise au bas du nez, passe sur le trou auditif, puis une seconde dite *faciale* qui, tirée du point de jonction des dents, gagne à travers le nez le point le plus saillant du front.

l'idiosyncrasie. Elles prédisposent aussi et peuvent donner naissance à certaines maladies particulières en rapport avec leur nature. On comprend facilement ces vérités, quand on pense qu'il est des professions qui obligent l'homme à passer les années de sa vie, tantôt aux travaux des champs, tantôt aux travaux des mines ou des manufactures ; quand on pense que parfois il est appelé à traverser les mers (marins, soldats) ou à s'exposer à une température élevée (fondeurs, forgerons, verriers) ou humide (égouttiers, débardeurs) ; que d'autres fois il est soumis aux émanations animales (bouchers, tanneurs, vidangeurs) ou végétales (ouvriers travaillant le coton, le tabac) ou minérales (plomb, cuivre, mercure) ; que dans certaines circonstances il exerce plus particulièrement certains organes : le cerveau (savants, hommes de lettres), la voix (prédicateurs, chanteurs), les yeux (bijoutiers, graveurs) ; quand on pense que tantôt il est condamné à un grand déploiement de force (charpentiers, terrassiers), tantôt au contraire à mener une vie sédentaire (tailleurs, cordonniers). Il est donc évident que l'exercice des professions agit sur la santé d'une manière particulière à chacune d'elles.

Ce serait ici le moment d'examiner les lois de l'hygiène applicables aux diverses professions ; cependant, nous ne nous y arrêterons pas, car les règles qui leur sont applicables peuvent facilement se déduire des préceptes généraux contenus dans ce livre. Pour le prouver, nous en citerons un exemple à la fin de ce travail, où, sous forme d'appendice, nous appliquerons les lois de l'hygiène aux professions agricoles.

MATIÈRE DE L'HYGIÈNE.

Nous entrons ici dans l'histoire des diverses modifications qui agissent sur l'homme.

Pour mettre de l'ordre dans cette étude, on les divise en plusieurs chapitres, sous les noms de ***circumfusa***, ***applicata***, ***ingesta***, ***gesta***, ***percepta***.

CHAPITRE Ier.

Circumfusa et Applicata.

Circumfusa et Applicata.

Ce chapitre contiendra tout ce qui entoure (circumfusa) ou touche (applicata) l'homme. Nous étudierons ***la chaleur***, ***la lumière***, ***l'électricité***, ***les influences sidérales***, ***l'air atmosphérique***, ***le sol***, ***l'eau***, ***les climats***, ***les habitations***, ***les vêtements***, ***les cosmétiques***, ***les bains***, ***les virus***.

CHALEUR.

Chaleur.

La chaleur est produite naturellement par les rayons du soleil, ou artificiellement par la combustion de certaines matières.

La chaleur naturelle (température), celle du soleil, varie suivant les saisons et les heures du jour, suivant les régions du globe et la profondeur de la terre à laquelle on descend. Nous n'en parlerons point ici, renvoyant à l'article ***climats*** ce que nous devons en dire. Les climats ne sont, en effet, que le résultat de la température des diverses régions de la terre.

Quant à la chaleur artificielle, il est bon d'en examiner ici l'influence sur notre organisation. L'homme, dont le calorique, constaté par le thermomètre placé sous l'aisselle, est en moyenne de 37°-50, l'homme soumis à une *forte chaleur sèche* présente bientôt un pouls fréquent et fort; une peau, d'abord sèche, mais bientôt couverte d'une sueur abondante; une respiration plus fréquente et même anxieuse, en même temps qu'une exhalation pulmonaire abondante; une excitation cérébrale, de l'agitation, du malaise. Tous ces phénomènes augmentent si la *chaleur est humide*. Dans ce cas, en effet, il n'y a ni sécrétion pulmonaire ni sécrétion cutanée, et on n'a pu supporter que quelques minutes des bains de vapeur à 51° et 53°. Au-delà, la respiration s'embarrasse et l'asphyxie se montre. Influences.

On peut plus facilement se soumettre sans inconvénient au froid, pourvu toutefois qu'il ne soit pas trop intense.

On évitera donc l'extrême chaleur comme l'extrême froid. Règle hygiénique.

LUMIÈRE.

La lumière est naturelle, et alors elle est fournie par le soleil, ou elle est artificielle, et alors elle est produite par les corps en ignition. Lumière.

La lumière naturelle est indispensable à l'homme. Elle contribue à le maintenir dans un bon état de santé. Cependant, si elle est intense, elle peut, tout comme la lumière artificielle trop vive, nuire à la vue en faisant naître différentes altérations de l'œil. Influences.

On aura soin d'éviter la lumière naturelle ou artificielle trop éclatante, et on y parviendra en se couvrant Règles hygiéniques.

les yeux de lunettes bleues ou vertes.

Conséquences de la privation de la lumière.

Mais la privation de la lumière solaire agit sur l'homme d'une manière bien fâcheuse. Elle le jette dans l'étiolement, c'est-à-dire qu'il devient pâle et bouffi, et qu'il est exposé aux hémorrhagies. Cette privation donne aussi lieu à un phénomène bien remarquable de la vision. Les yeux deviennent plus subtils, plus fins, et distinguent parfois des objets forts petits, malgré la plus profonde obscurité. Tous ces phénomènes s'observent chez les mineurs et chez les prisonniers qui sont restés longtemps privés de la lumière solaire.

Règles hygiéniques.

L'hygiène a peu de choses à dire ici, car indiquer l'inconvénient c'est en même temps signaler le précepte. On évitera de rester trop longtemps privé de la lumière solaire, et on aura soin, en reparaissant au grand jour, de ne pas y exposer brusquement les yeux, car on a vu plus d'une fois ce passage subit de l'obscurité prolongée à la lumière solaire frapper de cécité les malheureux qui y étaient soumis.

ÉLECTRICITÉ.

Electricité.

La physique nous a enseigné qu'il y a deux sortes d'électricité, la positive et la négative ; que ces deux électricités en se combinant donnent naissance à de la lumière (éclair) et à du bruit (tonnerre); que les décharges électriques ont lieu ordinairement sur les points les plus élevés, tels que les arbres et les clochers, phénomène que l'on exprime en disant que la foudre a frappé le clocher de tel village, que le tonnerre est tombé sur un arbre dans telle plaine.

Influences.

Le fluide électrique a une action bien manifeste sur l'homme. Dans les temps d'orage, alors que l'électricité est accumulée dans l'air, on se sent mal à l'aise et agité, surtout si l'on est doué d'un tempérament nerveux; les malades principalement sont vivement impressionnés et sentent redoubler leurs douleurs. Il n'est pas rare de les voir mourir promptement au plus fort de l'orage.

Les effets de l'électricité, c'est-à-dire de la foudre sont autrement graves, si on se trouve sur le trajet de la combinaison des deux fluides. Alors, en effet, on peut être tué instantanément; on est foudroyé par la commotion. Quelquefois, cependant, on n'éprouve que des brûlures ou des paralysies.

Règles hygiéniques.

Pour se préserver de ces accidents le meilleur moyen est d'établir des paratonnerres sur les habitations, et d'avoir le plus grand soin pendant l'orage de s'éloigner des objets élevés. Dans la plaine on évitera de se mettre à l'abri sous un arbre et on se gardera bien surtout de sonner les cloches pour éloigner la foudre, car attirée déjà par le clocher elle l'est encore par l'agitation de l'air.

INFLUENCES SIDÉRALES.

Influences sidérales.

Pour accomplir son évolution autour du soleil, la terre met un an (365 jours environ), et ce laps de temps a été divisé en saisons. Indépendamment de cette rotation, la terre tourne sur elle-même dans l'espace de 24 heures et présente alternativement ses diverses parties à l'action du soleil. De là le phénomène du jour et de la nuit.

Influences.

Nous ne traiterons pas ici de l'influence des saisons sur l'organisation humaine, elle est la même que celle des climats. Les saisons chaudes, tempérées, froides agissent comme les climats chauds, tempérés, froids.

(Voyez ce chapitre.) Mais disons un mot des effets de la succession des jours et des nuits.

L'homme, obligé de reposer ses organes fatigués par l'exercice, a choisi la nuit pour se livrer au sommeil, parce que tout dans la nature semble se taire dans ces heures d'obscurité; et bien qu'on ait dit que la privation de la lumière naturelle ne fut pour rien dans son choix, cependant nous croyons que toute complexe que peut être la question, cette circonstance est fort importante. Ne voyons-nous pas les personnes obligées par profession de faire de la nuit le jour, mener une vie souvent languissante et être enfin forcées de changer d'état. Le fait suivant semble prouver aussi que le temps à consacrer au repos du sommeil, c'est la nuit et non le jour. « Deux colonels, désireux de savoir si, pendant les chaleurs excessives de l'été, leurs hommes se livreraient avec moins d'inconvénients à une marche prolongée le jour que la nuit, obtinrent de leur général l'autorisation de faire cette expérience, qui offre un certain intérêt au point de vue militaire. La distance à parcourir était de deux cents lieues. L'escadron qui marchait le jour et faisait halte la nuit, arriva à sa destination sans que la santé des cavaliers et des chevaux en souffrît le moins du monde, tandis que l'escadron qui avait fait de la nuit le jour, avait perdu plusieurs hommes et la plus grande partie de ses chevaux. »

On a écrit que pendant la nuit nos organes fonctionnaient avec moins d'énergie, que la digestion était plus lente et parfois pénible; que les urines étaient moins abondantes, la respiration plus rare, la circulation ralentie et la transpiration cutanée moins forte.... Mais cette appréciation n'est point exacte, la nuit n'est pour rien dans le développement de ces phénomènes physiologiques ; ils sont uniquemement les conséquences du sommeil.

On a dit aussi que l'action de la nuit se montrait principalement sur les malades ; que c'était dans ce temps que les exacerbations avaient lieu, que la fièvre redoublait et que la mort frappait plus souvent ses victimes, mais on en trouve facilement la cause ailleurs. N'est-il pas raisonnable de penser que ces accidents sont plutôt la conséquence des fatigues de la journée, de l'excitation occasionnée par la lumière, par le bruit, par les visites, etc. ?

Enfin tout le monde sait que la plupart des accouchements se font la nuit.

Règle hygiénique.

Il n'y a ici aucune règle particulière à indiquer si ce n'est que l'homme doit choisir la nuit pour le temps de son sommeil.

Air atmosphérique.

Air atmosphérique.

L'atmosphère qui entoure la terre a 15 à 20 lieues de profondeur.

Sa pesanteur est représentée par la colonne barométrique, d'où il résulte que le poids de l'air comprimant la superficie du corps humain est évalué à 15,000 kil.

Cette pesanteur diminue à mesure qu'on s'élève dans l'atmosphère, elle augmente au contraire quand on s'enfonce dans les entrailles de la terre.

Son influence par sa raréfaction.

Son influence sur l'homme est remarquable. Si on se place au haut de montagnes élevées ou si on s'élance à l'aide de ballons aérostatiques dans les profondeurs de l'espace, la respiration devient plus fréquente, le pouls plus accéléré, l'appétit plus vif, la digestion plus rapide. Des hémorrhagies peuvent même se développer si l'on est à une hauteur considérable (7,000 mètres), et le froid est alors des plus violents.

Une partie de ces phénomènes s'observent sur les habitants des hautes montagnes; ainsi chez eux l'appétit est vif, la digestion facile, la respiration et la circulation plus fréquentes. Le tempérament des montagnards est ordinairement le nerveux ou le nervoso-sanguin.

Règles hygiéniques.

Il est facile de déduire de ce qui précède les règles hygiéniques qui en découlent.

Les individus atteints de maladies de poitrine ou du cœur, ou seulement prédisposés à ces affections, éviteront le séjour des montagnes. Par contre, les personnes molles, à constitution faible, chez lesquelles le tempérament lymphatique prédomine, devront rechercher l'habitation des lieux élevés.

Par sa condensation.

Si on a pu étudier l'effet de la raréfaction de l'air sur l'homme, il n'en a pas été de même de sa condensation. On n'a pénétré qu'à 500 ou 600 mètres, et à cette profondeur son influence est à peu près nulle; cependant, placé sous une cloche à condenser l'air, et soumis à une atmosphère et demie (1 mètre 14 centimètres), on voit la respiration se ralentir et le pouls diminuer de quelques pulsations.

Règle hygiénique.

Ici, rien à noter.

Par son agitation. (Vents).

Nous avons vu que l'atmosphère est tantôt plus légère et tantôt plus pesante. Elle peut aussi être agitée par des courants d'air, et c'est là ce qui constitue les vents. Ceux-ci agissent sur l'homme de différentes manières.

Sont-ils chauds et secs, la respiration est un peu gênée et on est mal à l'aise.

Sont-ils froids et secs, la respiration est plus étendue et la digestion plus facile.

Sont-ils froids et humides, on ne tarde pas à être affecté de maladies catarrhales.

Mais le corps de l'homme et ses vêtements sont-ils couverts de sueur ou d'eau, les vents en renouvelant sans cesse la couche d'air qui est en contact avec eux favorisent une prompte évaporation et changent plus ou moins brusquement la chaleur qui a occasionné la sueur en un profond refroidissement. Le courant d'air a donné lieu à un frisson qui peut devenir le prélude d'une maladie grave.

On évitera donc avec soin de se placer dans un courant d'air lorsque le corps est en sueur. Règle hygiénique.

Examinons maintenant la composition de l'air et son action sur l'homme lorsque cet air est pur et lorsqu'il est vicié. Influence de l'air lorsqu'il est pur.

L'air contient, en poids, 23,10 d'oxygène, 76,90 d'azote, 3 à 6 dix-millièmes d'acide carbonique et 6 à 9 millièmes de vapeur d'eau.

Ces proportions sont celles de l'air pur, de l'air qui permet le jeu facile et complet de la respiration.

C'est cet air que l'on s'efforcera de respirer toujours.

Mais il n'en est pas le plus souvent ainsi. Fréquemment l'air est vicié, et il peut l'être de différentes manières.

L'acide carbonique peut être trop considérable et donner lieu à des accidents graves et même à la mort par asphyxie. Cela s'observe assez fréquemment et ne doit pas nous étonner quand on songe aux diverses sources de production de l'acide carbonique. Citons les principales : Lorsqu'il est vicié par l'acide carbonique.

Acide fourni par la respiration.

Dans l'acte de la respiration, on voit se former une assez grande quantité de cet acide. C'est ainsi que l'air expiré en contient 3 à 4 parties pour cent au lieu de 3 à 6 dix-millièmes. Aussi a-t-on eu souvent à déplorer de terribles malheurs lorsqu'on a eu l'imprudence d'entasser un grand nombre d'hommes dans des endroits trop étroits où l'air n'était pas en assez grande quantité ou n'était pas suffisamment renouvelé. Nous ne citerons pour exemples que ces 146 prisonniers Anglais renfermés dans un cachot de 20 pieds carrés et percé de deux petites fenêtres. Au bout de 8 heures il n'en restait plus que 23 vivants. Il en fut de même de ces 300 prisonniers autrichiens entassés dans une cave : 260 y succombèrent en peu d'heures.

Par les feuillages frais.

Les arbres dégagent aussi de l'acide carbonique, surtout pendant la nuit, et on a vu des accidents graves arriver parce qu'on avait laissé dans des chambres à coucher des arbustes ou des feuillages frais. L'action de l'acide carbonique est plus prompte lorsqu'il y a du feu, parce que celui-ci pour s'alimenter absorbe l'oxygène.

Par la fermentation du raisin.

Il s'en échappe aussi en grande quantité des cuves où l'on fait le vin, et chaque année on compte des morts survenues de cette façon.

Par la combustion du charbon.

La combustion du charbon dégage encore une énorme proportion de cet acide, et delà les accidents nombreux que l'on constate tous les hivers, lorsque pour chauffer son réduit on se permet d'allumer de la braise et de bien fermer la porte et la fenêtre. Souvent la mort en est la conséquence.

Règles hygiéniques.

Pour éviter tous ces malheurs, on aura soin de vivre dans un air pur, d'habiter des lieux spacieux. On se gardera bien d'entasser beaucoup de personnes dans des espaces trop étroits et où l'air ne circule pas librement et n'est pas suffisamment renouvelé.

Le soir on sortira de ses appartements les arbustes et les feuilles fraîches. Si on habite au milieu d'un bois, on fermera ses croisées pendant la nuit pour mettre obstacle à l'entrée de l'acide carbonique exhalé par les arbres.

Les celliers seront suffisamment ventilés, et, dans l'opération qui consiste à fouler le raisin, on tiendra la tête hors du cuvier.

Enfin on s'abstiendra d'allumer du charbon et de le laisser brûler au milieu des chambres que l'on habite, et si la profession exige que l'on se tienne près des fourneaux embrasés, on établira des courants d'air en laissant ouvertes les portes ou les fenêtres.

Influence de l'air altéré par le gaz hydrogène carboné, etc.

L'air peut aussi être altéré par son mélange avec certains gaz. Nous citerons : l'hydrogène carboné (gaz des houillères), l'hydrogène phosphoré (gaz des cimetières), l'hydrogène sulfuré et l'ammoniaque (gaz des fosses d'aisances). Ces gaz résultant de décompositions putrides produisent des maladies souvent sérieuses ou même mortelles.

Règles Hygiéniques.

Pour neutraliser leur action on se sert du chlorure de chaux, du peroxide de fer ou de charbon animal. Disons en passant que dans les mines de houille, l'hydrogène carboné peut s'enflammer et produire d'immenses malheurs. Pour s'en préserver les ouvriers devront être porteurs de la lampe de Davy.

Par le Chlore, etc.

Nous citerons encore : le chlore, l'acide chlorhydrique, l'acide nitrique et le gaz nitreux, l'acide sulfurique et l'acide sulfureux, les gaz phosphorés et le phosphore en vapeur, l'hydrogène arseniqué. Ces gaz, fabriqués dans de grandes usines, agissent d'une fâcheuse manière sur les nombreux ouvriers employés à leur préparation, et souvent sur les habitants du voisinage.

Règles hygiéniques.

On enlève la plupart de ces inconvénients en établissant ces usines dans des endroits éloignés des habitations, en surveillant la bonne construction des appareils de manipulation, et enfin en disposant des lessives alcalines de manière à recevoir l'excès de ces gaz.

Influence de l'air vicié par les poussières.

L'atmosphère est souvent obscurcie par des poussières qui peuvent agir sur l'homme, mais qui ne produisent le plus souvent que des accidents légers, à part les poussières minérales, qui donnent lieu à des maladies spéciales. Ces poussières sont minérales (le plomb, le cuivre, le mercure, le zinc, etc.), ou végétales (le coton, le tabac, etc.), ou animales (la poudrette en poudre, les cantharides, la laine, la soie, etc.) On conçoit que nous ne pouvons nous étendre davantage sur ce sujet, car il nous faudrait faire en quelque sorte l'histoire d'un grand nombre de professions, et nous sortirions ainsi du cadre que nous nous sommes imposé.

Règles hygiéniques.

Qu'il nous suffise donc de constater que ces poussières pouvant donner lieu à des irritations des yeux, du nez et de la gorge, les ouvriers qui y sont exposés devront s'en garantir par des moyens mécaniques et spéciaux ; par exemple, pour les yeux, par des lunettes garnies de taffetas, de manière à ne pas permettre le passage des poussières vers l'œil ; pour le nez et la bouche, par des appareils propres à empêcher également le passage de ces poussières dans l'acte de la respiration.

Influence de l'air vicié par les miasmes.

Finissons l'histoire de l'air atmosphérique, en parlant de ses altérations lorqu'il contient des miasmes.

Mais, d'abord, un mot sur ces miasmes, envisagés d'une manière générale.

Les miasmes sont les émanations intimes des substances qui les fournissent, c'est en quelque sorte leur essence. Ainsi, chaque individu végétal ou animal produit ses émanations particulières, son miasme idiosyncrasique pour ainsi dire. Ces émanations sont parfois si différentes qu'elles permettent à certains odorats de pouvoir reconnaître, de pouvoir distinguer les individus entre eux. Nous savons qu'il existe des nuances entre l'odeur d'une personne blonde et celle d'une brune, entre l'odeur d'un blanc et celle d'un nègre. Nous devons donc admettre que chacun a son miasme idiosyncrasique, miasme qui, par suite, doit encore varier selon l'état dans lequel il se trouve, c'est-à-dire selon ses conditions d'âge et de sexe, selon ses conditions de santé et même de maladie, car on conçoit que puisque le miasme est variable selon la forme de la santé, il doit différer aussi selon le genre de maladie ; et de là des miasmes contagieux et d'autres qui ne le sont pas.

Mais nous avons dit que le miasme était l'émanation essentielle de la substance qui le produisait ; cette émanation peut donc également provenir de la nature morte comme de la nature vivante saine ou altérée par la maladie, et dans ce cas particulier nous en étudierons les effets pernicieux en parlant de la putréfaction animale.

Nous avons encore vu que le miasme pouvait être produit par la substance végétale. Eh bien, il doit alors avoir une action spéciale selon les conditions dans lesquelles se trouve cette substance végétale ; c'est ainsi que les odeurs, notamment celles des fleurs, occasionnent souvent des accidents (mal de tête, syncope, spasmes nerveux), principalement chez les femmes nerveuses; c'est ainsi que ces émanations végétales sont surtout dangereuses lorsqu'elles proviennent de végétaux en putréfaction. Dans ce cas, elles sont terribles, et elles le deviennent bien davantage si elles sont mêlées aux émanations de la putréfaction animale. Elles prennent alors le nom d'effluves.

En résumé, les miasmes sont des émanations provenant des corps vivants, sains ou malades, émanations qui peuvent encore être fournies ou par des matières animales en putréfaction ou par les effluves marécageux. Examinons successivement ces diverses altérations de l'air.

Miasmes provenant des corps vivants sains.

Dans l'acte de la respiration il s'exhale par les poumons une certaine quantité de vapeur d'eau. D'un autre côté, la peau elle-même laisse échapper aussi une exsudation de même nature, exsudation qui, poussée plus loin, donne lieu au phénomène de la sueur.

Eh bien, cette exhalation cutanée et pulmonaire contient des émanations animales appelées miasmes, comme nous l'avons dit, lesquels ont une odeur particulière et altèrent facilement l'air par leur prompte décomposition. C'est cette odeur que l'on sent lorsque l'on entre dans une salle d'école, dans une caserne, en un mot, dans tout lieu encombré. Ces miasmes ne sont pas innocents. Ils occasionnent des vomissements, du mal de tête, de la fièvre, et peuvent même donner lieu à une altération du sang et à des maladies fort graves quand on y est exposé trop longtemps.

Des corps vivants malades.

Si les miasmes provenant des personnes saines peuvent être nuisibles, ils le sont bien davantage s'ils sont produits par des personnes souffrantes. C'est pourquoi les miasmes des salles d'hôpital sont si malsains et agissent sur les malades avec d'autant plus d'énergie que ceux-ci sont plus affaiblis et par suite plus aptes à les absorber. Aussi, dans les cas d'encombrement, voit-on se développer des affections meurtrières, telles que le typhus, la gangrène, la pourriture d'hôpital.

Tels sont les effets généraux des miasmes ; mais quelques-uns ont une action spéciale et ne peuvent déterminer que des maladies semblables à celles qui les ont engendrés. Ce sont les miasmes contagieux. Ainsi, le miasme varioleux ne donne naissance qu'à des varioles. Il en est de même de la peste, du typhus, etc.

Modes de propagation des Miasmes.

Les miasmes se propagent par les courants d'air, par les vents, mais surtout par le contact immédiat et par les vêtements.

Toutes les personnes soumises à leur influence n'en sont point atteintes. Il est nécessaire, en effet, d'offrir une certaine prédisposition pour contracter telle ou telle maladie ; cependant, les enfants, les femmes, les tempéraments lymphatiques, absorbent plus facilement ces émanations pestilentielles. La chaleur et surtout la chaleur humide facilite aussi leur propagation.

Parmi les maladies miasmatiques, nous citerons le choléra, la peste d'Orient, le typhus des camps, la fièvre jaune, la variole, la scarlatine, la rougeole, la suette miliaire, etc.

Règles hygiéniques.

On échappera aux conséquences des miasmes simples en évitant l'encombrement.

Quant aux émanations pestilentielles qui sont produites par des maladies communicables par le contact, par le voisinage immédiat (variole, rougeole, scarlatine, suette miliaire, peste, typhus, fièvre jaune), il faut avoir soin de s'en préserver par l'éloignement. Il est inutile d'ajouter que ce conseil doit souffrir certainement des exceptions, car nous ne pouvons supposer que l'on pousse la lâcheté jusqu'à fuir son père, sa mère, sa femme, ses enfants, pour chercher à éviter une maladie qui peut-être ne doit pas vous frapper, et qui peut-être aussi vous poursuivra au loin et finira par vous atteindre. Nous ne parlons ici que pour les personnes entièrement inutiles au foyer d'infection.

Cependant ceux qui par devoir ou impossibilité de fuir resteront au milieu de l'épidémie, ceux-ci auront à suivre un régime convenable tant au physique qu'au moral. Ils éviteront tout excès et autant que possible ils ne changeront rien à leur genre de vie ordinaire, pourvu que celui-ci soit confortable.

Mais l'autorité aura aussi des devoirs à remplir, devoirs qui lui sont prescrits par l'hygiène publique. La police sanitaire des marchés fixera son attention; elle surveillera leur ventilation, l'éloignement des foyers d'infection, la bonne qualité des denrées; elle exigera l'arrosement des voies publiques en été et l'enlèvement des boues en hiver. Mais surtout elle agira sur le moral des populations et ne négligera ni publications appropriées ni cérémonies religieuses propres à ranimer la confiance et à relever l'énergie.

Peut-on détruire le miasme?

En étudiant les règles hygiéniques applicables aux miasmes, on s'est souvent demandé s'il n'existait pas quelque moyen capable de les annihiler.

Non.

Malheureusement non. Le miasme une fois produit ne peut se détruire. Il jouit même de la propriété de se conserver un temps fort long avec sa même énergie. On a cité l'exemple de plusieurs personnes qui auraient gagné la variole en s'exposant aux émanations produites dans l'exhumation d'une personne morte de la variole trente ans auparavant.

Malgré les moyens employés.

Jusqu'à présent, ni le camphre tant vanté contre le choléra de 1832, ni les feux allumés sur les places publiques, ni même le chlore n'ont réussi à arrêter les maladies miasmatiques. Il en a été de même des cordons sanitaires. Cependant, dans les affections comme la peste, qui se propage surtout par le contact immédiat et par les vêtements, il est utile et nécessaire d'empêcher la communication des malades avec les personnes saines. Aussi, dans ce cas, les quarantaines sont-elles indispensables, et malgré tout ce que l'on a pu dire ou écrire contre ce système, nous pensons qu'il doit être maintenu en lui enlevant toutefois ce qui peut lui être trop nuisible pour le commerce. Le système ancien a déjà éprouvé des améliorations notables, et nous ne pouvons que louer l'établissement de médecins sanitaires français dans les ports d'Orient, lieux où la peste prend ordinairement naissance.

Influence de l'air vicié par les miasmes produits par la putréfaction.

Après avoir étudié l'action des miasmes provenant des corps vivants sains ou malades, examinons l'action des émanations produites par les matières animales en putréfaction.

Dès que la vie a quitté le corps, dès que l'âme a abandonné la matière, celle-ci se décompose et la putréfaction la réduit en poussière C'est ainsi que se réalise cette sentence du Créateur adressée au premier homme après sa chute : « Vous retournerez en la terre d'où vous avez été tiré : car vous êtes poudre et vous retournerez en poudre. » (Genèse, chapitre III, verset 19.)

Degrés de la putréfaction.

Avant d'être entièrement anéantie, la substance animale présente d'abord une odeur particulière, l'odeur d'évent : c'est le premier degré de la putréfaction. Bientôt les tissus se ramollissent et l'odeur est infecte : second degré de la putréfaction. Dans le troisième les chairs sont converties en putrilage, en bouillie brunâtre, et des miasmes fétides se dégagent. Enfin l'homme a disparu, on ne retrouve même plus sa forme, on ne voit plus qu'un peu de terreau animal brun noirâtre. A peine sent-on une faible odeur. Alors la putréfaction est achevée.

Causes qui la retardent ou l'accélèrent.

Elle s'accomplit dans un temps plus ou moins long, suivant certaines circonstances. Ainsi, sous le rapport de la température, c'est de 0 à 60 centigrades qu'elle s'opère. Au-dessous de zéro il n'y a point d'altération, et au-dessus de 60 degrés la matière animale se dessèche.

L'électricité et l'humidité sont aussi des causes de prompte putréfaction. Tout le monde sait que les viandes ne se conservent pas si bien dans les temps d'orage et d'humidité. Elles se gâtent, elles tournent, comme disent les ménagères, c'est-à-dire qu'elles sentent promptement l'odeur d'évent.

Cette décomposition est encore plus ou moins prompte suivant la nature du milieu dans lequel est déposée la matière animale. A l'air libre elle est plus active. Vient ensuite l'eau. Dans la terre, enfin, elle est ralentie.

Les enveloppes de bois et de toile la retardent aussi.

Dangers des miasmes de la putréfaction.

Malgré l'opinion de quelques médecins hygiénistes qui ont proclamé l'innocuité des émanations putrides, nous reconnaissons avec la plupart des auteurs que ces miasmes ont une action délétère sur notre organisation et produisent tantôt des vomissements, des coliques, des dyssenteries, et tantôt aussi des accidents bien plus graves, ainsi des affections putrides bientôt suivies de mort. Celle-ci peut même frapper instantanément un individu exposé tout-à-coup à une grande quantité d'émanations putrides. C'est ce que l'on a plus d'une fois observé chez les fossoyeurs, au moment des exhumations.

A l'appui de l'opinion qui pense que ces émanations sont funestes, nous citerons le fait suivant, qui nous semble tout-à-fait péremptoire :

« En 1773, dit Navier, le 20 avril, on creusa dans la nef de l'église Saint-Saturnin, à Saulieu, une fosse pour y déposer une femme morte de fièvre putride. Les fossoyeurs découvrirent le cercueil d'un individu enterré le 3 mai précédent ; au moment où ils descendirent le corps de la femme, la bière s'ouvrit, ainsi que le cercueil dont il vient d'être question ; une odeur infecte se répandit aussitôt et obligea les assistants de sortir ; de cent vingt jeunes gens des deux sexes qu'on préparait dans l'église à la première communion, cent quatorze tombèrent dangereusement malades, ainsi que le curé, le vicaire, les fossoyeurs, et plus de soixante-dix autres personnes, dont dix-huit succombèrent ; dans ce nombre on compta les deux ecclésiastiques, qui périrent les premiers. »

Règles hygiéniques. 1° Inhumations.

Convaincus que les miasmes putrides altéraient la santé de l'homme, tous les peuples civilisés ont de tout temps cherché à s'y soustraire en ayant recours à l'inhumation des cadavres ; cependant, chez les Grecs et les Romains on avait la coutume de brûler les morts, mais cet honneur n'était réservé qu'aux riches et qu'aux patriciens ; la masse du peuple confiait à la terre les restes mortels des siens. Nous devons mentionner aussi l'usage consacré chez les Egyptiens. Dans la crainte que dans ses débordements le Nil ne vînt découvrir les cadavres inhumés, ils eurent recours aux embaumements, embaumements qu'ils pratiquèrent avec tant de succès que de nos jours on rencontre dans bien des musées des momies égyptiennes parfaitement conservées.

Mais quelque temps après l'établissement du christianisme, les chrétiens, voulant glorifier les vertus des personnes mortes en odeur de sainteté, déposèrent leur corps sous les autels des basiliques. Comme il arrive si souvent, cette pieuse pratique dégénéra peu à peu en abus et s'étendit bientôt à toutes les classes de la société. Alors il y eut de graves inconvénients, car il s'exhalait continuellement des émanations putrides dans les églises, dans ces lieux consacrés à la prière, et où le peuple se réunissait en foule. Longtemps les médecins ont combattu ces graves abus, et ce n'est que le décret du 12 juin 1804 qui put enfin y mettre un terme.

Aujourd'hui les inhumations se font ou 1° dans des caveaux, ou 2° dans des fosses, ou 3° dans des monuments d'une construction spéciale comme, par exemple, le Campo-Santo, à Bologne.

En France. Le mode le plus général en France, c'est l'inhumation dans les fosses. Les caveaux sont réservés aux familles aisées.

D'après le décret de 1804, les cimetières doivent être placés hors des villes, sur des terrains élevés et exposés au Nord. Chaque fosse doit avoir de 1^m 50 à 2^m de profondeur sur 0^m 80 de largeur. La distance qui les sépare peut varier entre $0^m 30$ et $0^m 40$ sur les côtés, et $0^m 30$ à $0^m 50$ à la tête et aux pieds.

Dans les cimetières des villes il existe une large tranchée, creusée à la profondeur ordinaire, et appelée fosse commune, et au fond de laquelle les cercueils sont rangés les uns à côté des autres.

On ne peut enterrer dans les mêmes lieux que 5 ans après l'inhumation; ce temps est regardé comme nécessaire pour l'entière destruction des matières animales.

Le même cimetière ne peut pas toujours servir.

Disons aussi qu'après un certain laps de temps la terre d'un cimetière ne produit plus la désorganisation des corps, saturée qu'elle est par les substances animales; dans ce cas il y a ce que l'on appelle saponification, c'est-à-dire formation du gras de cadavres. C'est ce qui est arrivé au cimetière des Innocents, à Paris, cimetière qui servait depuis trois cents ans. Dans les cas semblables, l'autorité administrative devra choisir un autre lieu de sépulture.

Nous avons dit que pour se soustraire à l'action dangereuse des émanations des corps en putréfaction, on avait recours à l'inhumation. D'autres moyens ont encore été mis en usage. Ces moyens sont préservatifs (embaumements) ou bien désinfectants.

2° Embaumement.

L'embaumement par le procédé ancien (méthode égyptienne) est à peu près abandonné. On ne se sert de nos jours que des injections dans les artères; méthode simple, efficace, et qui permet de conserver les corps sans les mutiler aucunement. Divers liquides ont été employés pour ces injections; celui qui est le moins dispendieux, et qui est généralement usité, est une dissolution étendue de chlorure de zinc.

Les cadavres embaumés sont placés dans un triple

cercueil (cercueil de plomb doublé en dedans et en dehors d'un cercueil de chêne).

3° Autres moyens.

Quant aux autres moyens désinfectants qui peuvent être employés, soit dans les inhumations, soit surtout dans les exhumations, ou enfin dans toute occasion où il est nécessaire de détruire les émanations putrides, ces moyens consistent dans l'emploi du charbon, qui absorbe promptement les miasmes, ou dans l'emploi du chlore et des chlorures qui décomposent ces miasmes. On se sert avec avantage des aspersions faites avec une solution de chlorure de chaux (30 grammes pour 2,000 grammes d'eau).

Nous croyons inutile de dire que dans tout ce chapitre nous avions principalement en vue de tracer l'histoire de la putréfaction chez l'homme, et d'effleurer les diverses questions qui s'y rattachent. L'usage, en effet, n'est pas d'enfouir les animaux dans le sein de la terre. Là où ils meurent on les abandonne. D'ailleurs, souvent ils sont livrés à l'équarrissage (chevaux, chats, chiens, etc.); cependant, s'ils succombent à des maladies contagieuses (gangrène, pustules malignes, morve, etc.), ils doivent être enfouis, conformément à une ordonnance de police sanitaire que l'on devrait appliquer dans toute sa rigueur.

Influence de l'air vicié par les effluves marécageux.

Pour terminer tout ce que nous avons à dire sur l'air atmosphérique, il ne nous reste plus qu'à examiner l'influence sur l'homme des effluves marécageux, c'est-à-dire des émanations de végétaux décomposés.

Formation des effluves.

Les eaux stagnantes (lacs, marais, étangs, etc.), contiennent dans leur limon, dans leur vase, des débris de végétaux et d'animaux. Ces débris de végétaux sont fournis par la destruction de plantes annuelles (joncs, roseaux, etc.) qui poussent au fond des eaux ; les débris d'animaux sont le résultat de la mortification de myriades d'insectes de toute sorte (infusoires, vers, etc.), qui naissent annuellement aussi dans ces mêmes eaux.

Pendant l'hiver, le froid congèle l'eau et arrête la putréfaction, mais lorsque vient la belle saison les chaleurs activent la décomposition de toutes ces substances, et des émanations dangereuses s'échappent de ces marécages.

Les rizières (terres semées de riz) et les routours (eaux qui servent au rouissage du chanvre) se rapprochent, jusqu'à un certain point, des eaux stagnantes, et présentent aussi les mêmes inconvénients, quoiqu'à un degré moindre.

Des émanations s'échappent donc de ces eaux croupissantes, et l'analyse prouve qu'elles sont composées de plusieurs gaz (hydrogène proto-carboné surtout) et d'une matière organique particulière, que l'on est convenu d'appeler ***effluves***. C'est cette matière, et non pas les gaz, qui donne lieu aux accidents redoutables dont nous allons parler.

Leurs dangers pour l'Homme.

L'homme qui a été soumis aux effluves marécageux et qui les a absorbés ne tardera pas à se voir frappé le plus souvent de fièvres intermittentes, et parfois, mais suivant les localités, de choléra ou de fièvre jaune, de peste d'Orient ou de dyssenterie. La fièvre intermittente simple se montre surtout dans nos régions tempérées, mais elle devient pernicieuse et souvent mortelle dans les pays chauds. Nous n'indiquerons point la gravité des quatre autres maladies. Chacun frémit en y pensant.

Cependant, tous ceux qui habitent les pays marécageux, et qui sont plus ou moins exposés à l'influence de leurs émanations, ne contractent pas de fièvres intermittentes, mais ils présentent généralement, comme chez les indigènes des Marais-Pontins, une constitution particulière, une cachexie paludéenne qu'ils partagent avec ceux qui ont été souvent tourmentés par les fièvres. La peau est voilée d'une teinte jaunâtre, il y a de la difficulté à respirer et des palpitations de cœur, le sang est pauvre et les sujets affaiblis présentent une disposition aux enflures. Leur vie moyenne est abrégée. En Bresse, il est des endroits où elle n'est que de 22 ans, et même de 19 ans; en Suisse, dans les terrains marécageux, elle est de 26, et dans les montagnes, au contraire, de 46.

L'influence marécageuse est donc funeste pour la santé des habitants de ces contrées, et l'on ne doit pas s'étonner que la grande mortalité qui les décime et qui est supérieure aux naissances ne parvienne à dépeupler ces pays. C'est ainsi qu'en Italie les villes de Brindes et d'Aquilée n'existent plus; c'est ainsi que Frontignan, autrefois ville florissante, n'est plus aujourd'hui qu'un village.

Pour les animaux.

Les animaux sont également influencés par l'action des effluves marécageux, et ils offrent la même constitution que l'homme qui habite ces pays. Lorsque ces émanations deviennent plus abondantes, elles peuvent donner lieu à des épizooties meurtrières. En 1712, par exemple, dans la campagne de Rome, une épizootie enleva trente mille bœufs.

Circonstances qui les rendent plus dangereux en les concentrant.

Dans ces mêmes circonstances, c'est-à-dire lorsque les effluves deviennent plus abondants, les maladies paludéennes que nous avons signalées, et qui ordinairement ne frappent qu'un certain nombre d'individus, prennent tout-à-coup une grande extension et se montrent sous forme épidémique.

L'énergie des effluves marécageux est, en effet, d'autant plus grande que ceux-ci sont plus abondants, plus concentrés. Mais quelles sont les raisons de cette concentration? C'est ce que nous allons rapidement examiner.

Chaleur.

C'est d'abord la chaleur qui décompose d'autant plus entièrement les matières organiques qu'elle est plus élevée; d'où il s'en suit qu'au milieu du jour, alors que le soleil est le plus ardent, l'atmosphère est saturée d'une grande quantité d'effluves. Cependant, ce n'est pas à ce moment qu'ils sont le plus à redouter, car ils sont dans le plus grand état possible de division, mais bien pendant la nuit, et surtout le soir, alors que l'air, venant à se refroidir, laisse tomber les brouillards et la rosée qui contiennent par suite une énorme quantité d'effluves.

C'est aussi comme conséquence des chaleurs de l'été que l'on voit naître en automne un si grand nombre de fièvres. Ces chaleurs ont évaporé une plus ou moins grande quantité d'eau, et la vase devenue plus superficielle laisse échapper plus facilement ses miasmes. Une autre cause vient encore à cette saison ajouter son action à la précédente, et rendre les effluves plus meurtriers en les concentrant. C'est la destruction des plantes et des insectes annuels, laquelle augmente ainsi la putréfaction du limon des marais.

Mélange d'eaux salines et d'eaux douces.

Nous avons vu que la température élevée était une cause de formation abondante des effluves. Elle n'est pas seule. Le mélange d'eaux salines et d'eaux douces, à l'état de marécage, la favorise aussi et avec une grande promptitude. Dans ce dernier cas ils sont très abondants.

Propriétés physiques des effluves.

Il est curieux, et surtout utile au point de vue de l'hygiène, d'examiner aussi les propriétés physiques des effluves. Cette étude nous apprend qu'ils ne s'élèvent pas à une grande hauteur, que dans nos contrées ils atteignent à peine quarante à cinquante pieds, que dans les pays chauds ils peuvent au contraire monter à une plus grande hauteur, que ces effluves, lorsque l'air n'est pas agité, ne se répandent pas dans les pays d'alentour, et qu'un simple mur, qu'un bouquet d'arbres, suffisent pour les arrêter; que cependant ils sont souvent emportés sur les ailes des vents et étendent alors leurs ravages dans les pays qu'ils parcourent, frappant de préférence les individus les plus faibles de constitution (enfants, femmes, convalescents).

Règles hygiéniques relatives

Avec ces connaissances préliminaires, il est facile de comprendre les conseils hygiéniques que nous allons donner pour éviter les funestes effets des effluves marécageux.

A l'habitation

L'homme obligé de fixer sa demeure dans un pays marécageux, la bâtira sur des hauteurs assez élevées pour être à l'abri des effluves. S'il le peut, il évitera de la placer dans le courant ordinaire des vents passant sur les marais. Dans tous les cas, il percera peu d'ouvertures de ce côté, et y établira des plantations d'arbres, de peupliers, par exemple, destinés à barrer le passage aux effluves.

Aux vêtements

Pour lui-même, il se couvrira de vêtements de laine grossièrement tissés, et aura soin de fuir l'humidité, la rosée du soir et du matin et les pluies d'orage. Pour cela il ne sortira point la nuit, et ne commencera ses travaux

Aux heures des travaux

du dehors qu'après le lever du soleil, travaux qu'il aura soin de finir avant le coucher de cet astre.

Le régime alimentaire sera tonique et même un peu stimulant. On fera un usage modéré du vin, des liqueurs et du café, dans le but de résister plus efficacement à l'influence des effluves. On se gardera bien de boire les eaux stagnantes, et même celles des citernes ou des puits avant de les avoir filtrées sur le charbon animal. Si, malgré ces précautions, on est tellement prédisposé aux influences paludéennes que déjà plusieurs fois on s'est trouvé frappé de fièvre, il faut de toute nécessité quitter ces lieux marécageux et aller habiter d'autres contrées.

Au régime.

A la fuite des marécages.

Mais tout le monde ne peut pas ainsi abandonner sa maison et son champ, son industrie et l'avenir de sa famille. Pour le pauvre, riche seulement de nombreux enfants, il y a impossibilité de fuir ce pays fatal. Comment donc le soustraire à la mort? La loi, s'appuyant sur l'humanité, vient à son secours. Les marais seront supprimés. On opérera leur desséchement ou leur conversion en eaux vives, et la contrée assainie ne sera plus décimée par la maladie. Pour dessécher un marais, on commence par creuser un canal de ceinture ou un canal central, lequel est destiné à recevoir les eaux affluentes et à les diriger au loin, dans une rivière ou dans quelque bassin situé à une partie plus déclive que le marais. Il faut ensuite se débarrasser des eaux stagnantes à l'aide d'un système de rigoles et de fossés parallèles, disposés de telle sorte que ces eaux aillent se rendre dans le canal central ou de ceinture. Ces rigoles seront glaisées, à moins que le sous-sol ne soit argileux et par suite imperméable à l'eau. On parviendra à solidifier les bords des rigoles des fossés et des canaux en y plantant des

A la suppression des marais par le desséchement.

arbres dont les nombreuses racines retiendront les terres, et dont les rameaux auront encore l'avantage d'arrêter les effluves qui pourraient s'élever du sein des eaux. Ces arbres sont des osiers, des frênes, des saules, et surtout des aunes.

On peut arriver au même résultat (dessèchement d'un marais) par l'atterrissement ou par l'épuisement.

Par leur conversion en eaux vives.

Mais on ne peut pas toujours obtenir le dessèchement des marais. La disposition en bassin du sol qui le constitue en est le plus souvent un obstacle. Il faut alors entreprendre sa conversion en eaux vives, c'est-à-dire en étang rempli d'eau. On y parvient par des curages et par l'établissement de berges et de systèmes d'empellement.

Tous ces travaux devront être exécutés au printemps et au commencement de l'été. Plus tard les effluves sont trop énergiques, et pendant l'hiver les eaux sont trop abondantes. Au reste, on se souviendra des conseils hygiéniques que nous avons indiqués plus haut, et on aura soin de les appliquer aux ouvriers avec la plus scrupuleuse exactitude.

Terminons ce chapitre en disant qu'un grand nombre de marais sont étendus sur le globe. On en compte dans toutes les parties du monde, et, pour ne citer que notre France, on en rencontre une ceinture le long de l'Océan et de la Méditerranée. Les plus importants par leur étendue sont : celui de la Courche, dans l'Aisne, 5,500 hect. ; celui de Saint-Joachim, dans la Loire-Inférieure, 7,700 hect. ; celui de Berre, dans les Bouches-du-Rhône, 13,517 hectares.

SOL.

Le sol n'agit pas sur nous par lui-même, mais bien par les diverses conditions dans lesquelles se trouve le lieu où nous habitons, conditions relatives à sa température, à sa configuration, à son exposition, etc. Tous ces points ayant été traités ailleurs (chaleur, air atmosphérique, climats, etc.), sous le rapport de leur influence sur l'homme et des règles hygiéniques qui en découlent, nous nous bornerons ici à énoncer sur chacun d'eux quelques idées générales qui n'ont pu trouver place ailleurs.

Sol.

Influence. Règles hygiéniques.

On pense que le centre de la terre est en incandescence et que la chaleur diminue d'un degré par 30 mètres environ, à mesure qu'on s'approche de la superficie du sol. Cependant cette chaleur cesse de se faire sentir à une certaine profondeur au-dessous de cette surface, de telle sorte que la couche la plus superficielle du globe n'en ressent nullement l'influence. Cette couche, qui n'est échauffée que par l'action du soleil, a une profondeur qui diminue à mesure qu'on s'avance vers l'équateur. Dans ce point, elle n'a que 0,33 d'épaisseur ; dans nos climats tempérés, elle est au contraire de 24 à 26 mètres.

Sa température.

D'après ce que nous venons de dire, la température des eaux thermales semble due à la chaleur centrale de la terre, et on peut, par suite, préciser la profondeur de la source en connaissant son degré.

Cette terre que nous habitons ne présente pas une surface plate dans toute son étendue. Elle est couverte de nombreuses et parfois hautes montagnes, et cette disposition fait que l'homme peut être soumis à des

Sa configuration.

influences climatériques diverses, quoique séjournant dans la même contrée, selon qu'il se fixera dans la plaine ou au sommet de la montagne, selon qu'il se fixera au midi ou au nord de cette montagne.

Son exposition.

Ici encore les habitations que l'homme se construit peuvent être exposées à des influences diverses. Selon qu'elles regardent le nord, le sud, l'est ou l'ouest, elles se ressentent plus ou moins des climats de ces points cardinaux. La direction des vents, et le voisinage des montagnes ou de la mer peuvent modifier les conséquences de l'exposition.

Rapports du sol avec une surface liquide.

Indépendamment de la température, de la configuration et de l'exposition, le sol situé au voisinage d'une large surface liquide (mer, lac, etc.) est soumis à l'action d'une humidité résultant de l'évaporation des eaux, et qui diminue la chaleur en été et le froid en hiver.

État de la surface du sol.

Sur bien des points, le sol est dénudé, c'est-à-dire sans végétation. Cette aridité, qui fait que la température moyenne est élevée, est due à l'état sablonneux des terrains, à la présence de rochers et à l'absence des cours d'eau.

Sur une plus grande étendue, la terre présente une végétation spontanée qui tantôt se traduit par de vastes plaines couvertes de plantes herbacées et appelées savanes et plus particulièrement prairies en Amérique, (nous en avons un exemple à Makis, en Corse), et qui tantôt se présente sous forme d'immenses forêts et de grands bois comme dans le nouveau monde.

La présence de ces bois a pour résultat d'abaisser la température moyenne de la localité par suite de la grande surface que présentent les feuilles au refroidissement, d'empêcher la terre de s'échauffer, les rayons solaires ne pouvant arriver jusqu'au sol, et enfin d'entretenir l'humidité, la chaleur ne pouvant pénétrer sous les arbres. Cependant les forêts plantées sur les montagnes sont d'une immense importance pour les contrées voisines. Elles retiennent les eaux et les empêchent de venir grossir les fleuves et les rivières qui, par leur débordement, produisent de si lamentables calamités. C'est, en effet, pour avoir déboisé certaines montagnes que nous avons été témoin des affreux ravages du Rhône, de la Loire, de l'Allier, etc.

Enfin, comme nous l'avons déjà dit ailleurs, les bois suffisent aussi bien souvent pour arrêter la marche des émanations miasmatiques ou des effluves marécageux.

Il est encore un troisième genre de végétation spontanée, c'est celui des marécages. Nous en avons parlé ; nous n'y reviendrons plus.

Mais la plus grande partie de la surface de la terre est employée à la culture, qui, si elle est faite convenablement, devient avantageuse pour l'homme au point de vue de sa santé comme au point de vue de son bien-être ; cependant, dans certaines circonstances, il aura des précautions à prendre, précautions que nous avons déjà indiquées en traitant des effluves marécageux. Ces circonstances se présenteront lorsqu'il sera obligé de défricher une terre neuve et vierge, terre qui est toujours recouverte d'une certaine quantité d'humus, c'est-à-dire de détritus de végétaux et d'animaux, et qui peut donner lieu à des effluves si un certain degré d'humidité et de chaleur vient à s'en emparer.

Nous avons vu que la culture du riz et du chanvre se trouve dans le même cas.

Nature et composition du sol.

Nous craindrions de sortir des limites que nous nous sommes imposées en nous étendant longuement sur la nature et la composition du sol. Nous ne ferons qu'une remarque : c'est que, pour que la végétation puisse se produire, il faut que le sol soit recouvert d'une couche de terre végétale, de cet humus, cause principale de la fertilité et qui n'est qu'un mélange de matières organiques décomposées avec quelques-unes des terres arabes, terres arabes qui se divisent en :

1° Sols argileux. . . .
- Sols d'argile pure.
- Argilo-ferrugineux.
- Argilo-calcaire.
- Argilo-sableux.

2° Sols sableux. . . .
- Sols de sable pur.
- Sols sablo-argileux.
- Sols quartzeux, graveleux et granitique.
- Sols volcaniques.
- Sols sablo-argilo-ferrugineux.
- Sols sablo-humifères (terre de bruyère.)

3° Sols calcaires . . .
- Sables calcaires.
- Sols crayeux.
- Sols tuffeux.
- Sols marneux.

4° Sols magnésiens.

5° Sols humifères . .
- Terrains tourbeux.
- Terrains marécageux.

EAUX.

L'eau, très-répandue dans la nature, est composée de deux volumes d'hydrogène et d'un volume d'oxigène. Elle contient en dissolution ou en suspension des matières organiques ou inorganiques, variables suivant la nature des terrains qu'elle a traversés. Elle est distinguée en eau potable, en eau crue ou séléniteuse, en eaux minérales, etc. Eaux.

L'eau potable est claire, limpide, aérée, inodore, d'une saveur fraîche. Elle doit bien cuire les légumes, bien dissoudre le savon, et se troubler à peine par l'eau de barite. Telles sont les eaux de rivière, de pluie, de sources alimentées par la fonte des neiges et des glaces provenant des montagnes primitives. Eau potable.

Les eaux dures, crues, séléniteuses sont sapides, lourdes, et pèsent sur l'estomac, ne cuisent pas bien les légumes, ne dissolvent pas bien le savon, et précipitent abondamment par l'eau de barite. Telles sont les eaux de puits et celles qui sourdent à travers les terrains calcaires. Obligé de s'en servir comme boisson, il faudrait les rendre potables par l'addition du carbonate de soude. Eaux dures.

Les eaux minérales ou médicinales diffèrent des précédentes par leur température, par la nature et la quantité des matières qu'elles contiennent et par leur utilité en médecine. Elles sont distinguées en eaux minérales acidules ou gazeuses, ferrugineuses, sulfureuses et salines. Eaux minérales.

Mais nous ne devons nous occuper ici que des eaux prises d'une manière générale, et ne traiter que des eaux douces et des eaux de mer.

Les eaux douces sont à l'état d'eaux courantes ou d'eaux stagnantes. Nous avons parlé des dernières.

Influence des eaux douces courantes non endiguées.

Les eaux courantes se présentent sous forme de fleuves, de rivières ou de ruisseaux, et peuvent influer sur la santé de l'homme. En effet, après avoir été, à l'époque des pluies ou de la fonte des neiges, roulées en torrent, elles diminuent considérablement en été et laissent en partie à sec le lit sur lequel elles coulaient, et de là tous les inconvénients des marécages.

Règles hygiéniques.

Pour faire cesser un état de choses si fâcheux, il faut creuser le lit du fleuve, ou, ce qui est plus facile, il faut l'endiguer. C'est ce que l'on a fait pour la Loire et avec le plus grand avantage pour les pays voisins.

Influence des eaux douces courantes endiguées.

Lorsque les eaux vives sont au contraire maintenues dans leur lit, elles sont favorables à la salubrité et à la richesse de la contrée. Elles y entretiennent une fraîcheur convenable et une riche végétation. Elles peuvent favoriser les moyens de communication et être ainsi une source de bien-être pour les habitants; aussi les villes et les villages sont-ils ordinairement agglomérés le long des fleuves; cependant nous devons ici faire une observation: c'est que l'habitation trop rapprochée du rivage donnant souvent lieu à des rhumatismes, on devra bâtir sa maison à une certaine distance, surtout si déjà l'on est rhumatisant.

Règle hygiénique.

Eau de mer.

L'eau de mer a une saveur salée, âcre et saumâtre, due à la dissolution de différents sels et à la présence de matières organiques.

Elle n'est point potable ; mais elle peut le devenir par la distillation.

L'atmosphère, située au-dessus des mers, est plus pesante et offre une température en général beaucoup plus constante que celle des continents.

Les saisons présentent aussi des variations moins grandes, l'air, y étant presque constamment saturé d'humidité. Cette humidité, qui contient des particules salines, est pure et ne renferme aucune des émanations qui changent si souvent l'atmosphère terrestre.

Influence.

De ces circonstances, il résulte que la respiration est plus libre et se trouve dans des conditions telles qu'elle est à l'abri d'une foule d'influences fâcheuses qui, sur la terre ferme, viennent l'assaillir de toutes parts.

Règle hygiénique.

D'après cela, il est facile de comprendre que les personnes à constitution délicate, à poitrine faible se trouveront bien de faire de longs voyages sur mer. Souvent constitution en a été profondément et avantageusement modifiée.

Les eaux répandues dans l'atmosphère par l'évaporation, donnent lieu à de l'humidité.

Les eaux ne sont pas seulement répandues sur la terre à l'état liquide. Sous l'influence de la chaleur, l'évaporation les étale dans l'atmosphère, et là elles forment ce que l'on appelle brouillards, nuages, pluies, etc. L'air est donc toujours plus ou moins saturé d'humidité, suivant le degré de température du moment. La chaleur est-elle intense, l'évaporation est énorme et l'air surchargé de liquide. Vient-elle à diminuer ou à disparaître, d'autres phénomènes s'observent.

Si le refroidissement a lieu dans les hautes régions atmosphériques, l'eau se condense, forme les brouillards et les nuages, et la pluie tombe. Si le froid est assez violent, il peut même se former de la grêle et de la neige.

Si, au contraire, l'abaissement de température a lieu au niveau du sol, il y a formation de rosée et de gelée blanche.

Son influence. Cette humidité atmosphérique agit nécessairement sur l'homme et lui devient souvent funeste. Au reste, cette humidité se comporte différemment selon son degré de température et aussi selon la durée de son action. Nous avons examiné ses influences aux chapitres de la chaleur et de l'air atmosphérique. Nous y avons tracé également les règles hygiéniques qui y sont relatives. Nous n'y reviendrons pas pour éviter les répétitions.

Règles hygiéniques.

CLIMATS.

Climats. On entend par climat, la température qui règne dans une région de la terre comprise entre deux cercles parallèles à l'équateur.

Les climats sont dits *constants*, lorsque dans le courant de l'année, il y a peu de différence entre le maximum et le minimnm de chaud et de froid ; *variables*, lorsque la différence est assez notable ; enfin, *excessifs*, lorsqu'elle est très-grande.

Dans l'intérêt de la question qui nous occupe, nous diviserons les climats, avec M. Becquerel, en *chauds*, *tempérés* et *froids*.

Climats chauds. Ces régions sont situées de l'équateur aux tropiques et des tropiques au 30° ou 35° degré de latitude australe et boréale.

La température moyenne de l'année est en général de 18 à 20°. Le point extrême de sa plus haute élévation a été 47° 4, à Esnée, dans la haute Egypte, durant le chamsin, vent du désert. Cependant, les variations diurnes sont peu sensibles. Il n'en est pas de même si on met en regard la température du jour et celle de la nuit. La différence est quelquefois de 20°.

Dans ces climats, la végétation est luxuriante et presque sans culture, la terre produit abondamment toutes choses ; mais malheureusement, il existe aussi beaucoup de marécages, et partant des effluves marécageux très-pernicieux. Citons pour exemple l'embouchure ou delta du Nil, où prend naissance la peste ; l'embouchure du Gange, berceau du choléra ; enfin le delta du Mississipi, source de la fièvre jaune.

Le moment est venu d'examiner l'influence de ces climats chauds sur l'homme. Leur influence.

Cette température élevée agit sur lui différemment, selon que les rayons solaires le frappent *directement* ou *indirectement*.

Directement. — Si l'on commet l'imprudence de s'exposer longtemps aux rayons directs d'un soleil ardent, il arrive souvent que l'on est atteint de coups de sang ou même d'apoplexies qui peuvent devenir mortelles. Il n'est pas rare, en effet, de voir des moissonneurs tomber subitement frappés de mort par suite de leur exposition directe aux rayons du soleil. (La chaleur à l'ombre étant de 32°). Tout le monde connaît ce que l'on appelle vulgairement *les coups de soleil*, et qui ne sont autre chose qu'une brûlure de la peau par suite de l'action énergique des rayons solaires.

Indirectement. — Il n'en est pas de même si l'on se place à l'ombre ; on peut alors sans inconvénient supporter 35° à 40°. Cependant ce n'est pas impunément que les habitants des pays chauds sont soumis à l'influence d'une température élevée. Leur organisation en est modifiée : ils sont tourmentés par une soif ardente, nécessitée par le besoin de remplacer le liquide de la transpiration cutanée et pulmonaire ; par le défaut d'appétit, par une surabondance de bile, par la constipation. Le tempérament qui domine dans ces pays est le tempérament nervoso-bilieux, et les habitants en présentent tous les caractères. Leur taille est en général plus élevée, et si la fécondité y est plus grande, la mortalité y est aussi plus considérable.

Règles hygiéniques.

D'après ce qui précède, il est facile d'en déduire les règles hygiéniques. La prudence exige, en effet, d'éviter la chaleur solaire directe quand elle est trop élevée, et si l'on est obligé de s'y soumettre, d'avoir au moins la précaution de s'abriter sous une large coiffure de paille blanche.

Au moment de la plus forte ardeur du soleil, il est nécessaire de suspendre les travaux et de se livrer à quelques heures de repos. C'est ce que l'on nomme faire la méridienne.

La nourriture sera peu abondante, mais légèrement stimulante. Il en sera de même pour les boissons.

L'usage des bains froids le matin sera conseillé.

Les vêtements seront légers, peu colorés, amples.

Les plaisirs des sens seront éloignés comme cause d'affaiblissement.

Acclimatement.

Nous avons vu que la mortalité était relativement plus grande dans les pays chauds que dans les autres régions; mais nous devons ajouter que cette mortalité frappe surtout sur les étrangers qui, en général, ne peuvent s'acclimater que difficilement, surtout s'ils ne suivent scrupuleusement les règles hygiéniques que nous venons de tracer et celles que nous avions précédemment données en parlant des effluves marécageux. Toutefois, les habitants du nord s'acclimatent plus difficilement que ceux des régions tempérées; aussi est-il nécessaire de ne pas s'exposer brusquement aux hautes températures des pays chauds, et pour cela, on y arrive graduellement en faisant des stations dans les points intermédiaires. C'est ainsi que le gouvernement agit sagement en faisant tenir garnison dans le midi aux régiments destinés plus tard à passer en Afrique. Une bonne précaution serait aussi de fixer sa demeure autant qu'il serait possible sur un point élevé et exposé au nord; nous avons vu, en effet, que la température diminue à mesure que l'on s'élève dans l'atmosphère et que les vents du nord sont toujours plus froids. (Nous parlons de l'hémisphère septentrional). A une certaine hauteur, on se trouve aussi à l'abri des influences paludéennes.

Dans l'établissement de colonies d'émigrants, dans la création des villes, les gouvernements auront soin de suivre ces avis.

Ces régions s'étendent du 30° ou 35° degré au 50° ou 55° degré de latitude australe et boréale, et comprennent entr'autres pays l'Europe presque entière. Il est difficile de tracer l'histoire de ces climats, comme nous avons fait pour les climats chauds. On conçoit, en effet, que ces régions, situées entre les pays chauds et les pays froids, doivent présenter les caractères des uns ou des autres, selon qu'elles se rapportent ou s'éloignent de ces pays extrêmes. C'est ainsi que les pays placés entre les 30° et 40° présentent à peu près les mêmes conditions de température et les mêmes influences sur l'homme que les localités situées dans les climats chauds : il en est de même encore pour les pays (du 50° au 60°) qui s'étendent dans le voisinage des climats froids, relativement à ceux-ci. C'est aussi ce qui ressort des travaux de notre ami, M. le professeur Fuster, de

Climats tempérés.

Leur influence.

Montpellier. Il a démontré que dans ces régions la température présentait, pour les 10 degrés de l'extrémité tropicale, une moyenne d'été de 27° centigrades et une moyenne d'hiver de 8°; que pour les 10 degrés de l'extrémité polaire, la moyenne d'été était au contraire de 15° et celle de l'hiver de 6°. (Différence de 12 degrés pour l'été et de 14° pour l'hiver.)

Ces climats tempérés se rapprochent encore des climats chauds ou des climats froids, selon la direction des vents, l'exposition, et surtout selon la saison à laquelle on se trouve, etc. C'est ainsi qu'en 1842 nous avons supporté en France, le 20 janvier, un froid de 19° et le 18 août une chaleur de 37°. (Différence 56°.)

Règles hygiéniques.

D'après ces réflexions, on voit qu'il est impossible de rien préciser pour ces régions tempérées, et que de tout cela il faut conclure que l'homme placé dans ces régions se conduira tantôt d'après les règles hygiéniques que nous avons établies en parlant des climats chauds, et tantôt suivant les conseils que nous allons donner en traitant des climats froids.

Climats froids.

Ils s'étendent des 50° ou 60° aux pôles. La température, d'autant plus basse qu'on s'approche davantage des pôles, a été trouvée de 23° vers le 10° latitude du pôle nord. On a vu le froid descendre jusqu'à 56° à Fort-Reliance dans l'Amérique du nord. L'hiver polaire atteint son maximum en janvier et février. C'est aussi l'époque de cette longue nuit qui dure six mois, et qui, commençant par six semaines de crépuscule, finit par six semaines d'aurore.

Il est curieux d'étudier la végétation dans ces régions glaciales; à mesure qu'on s'y enfonce, on la voit disparaître peu à peu. Déjà, vers le 70° latitude, on ne trouve plus que de l'orge et de l'avoine, et si on pénètre plus avant, on rencontre à peine quelques rares fougères.

L'influence de ces climats sur l'homme est également remarquable. Leur influence.

Si le froid est modéré, la peau se refroidit, la secrétion cutanée disparaît en même temps que la respiration devient plus puissante et la digestion plus énergique. La secrétion de la bile est diminuée, et celle de l'urine est augmentée. Les habitants de ces pays présentent les caractères physiques et moraux du tempérament lymphatico-sanguin.

Le froid devient-il considérable, on éprouve un sentiment de faiblesse qui porte au repos et au sommeil ; souvent il y a des hémorragies ; puis la respiration diminue et se paralyse, et la mort arrive. En même temps, on observe la congélation des parties exposées à l'air (nez, oreilles, menton) ou des extrémités du corps (pieds, mains).

Contrairement aux pays chauds, nous voyons ici que la fécondité humaine est beaucoup moindre. Nous voyons aussi qu'il en est de même pour la mortalité ; mais s'il nait beaucoup moins d'enfants qu'ailleurs, les exemples de longévité sont nombreux et remarquables. Nous en citerons quelques-unes : en Ecosse, James Laurence a vécu 140 ans ; en Irlande, Thomas Winslow, 146 ans ; en Angleterre, Thomas Parre, 152 ans ; en Norwège, Joseph Surrington, 160 ans. En Russie, on trouve en 1804 que sur un relevé de 1,300,000 individus, il y en avait plus de 1,500 âgés de 100 à 110 ans ; 22 de 110 à 115 ; 22 de 115 à 120, et 3 de 120 à 125 ans. En France, au contraire, 900,000 décès ont fourni, en 1802, 39 individus âgés de 100 à 105 ans ; 14 de 105 à 110 et 2 seulement de 110 à 118.

Règles hygiéniques. Le simple bon sens nous conseille ici d'employer les moyens propres à neutraliser l'action du froid trop intense.

Ainsi, on cherchera à s'y soustraire à l'aide d'une habitation convenable, d'un chauffage approprié et de vêtements chauds.

Les aliments et les boissons seront abondants et un peu stimulants. Les boissons alcooliques, prises avec modération, ne sauraient nuire.

Le mouvement et la marche seront employés avec avantage pour résister à l'action énergique du froid.

Acclimatement. Comme nous l'avons dit en parlant de la chaleur, l'homme peut s'habituer plus facilement à l'action du froid, et partant il peut s'acclimater beaucoup mieux dans les régions polaires que dans les régions tropicales. Il suffit de prendre les précautions signalées plus haut. On ferait bien cependant de n'arriver que graduellement au séjour des pays froids.

HABITATIONS.

Habitations. Le chapitre dans lequel nous entrons étant de la plus haute importance, nous lui consacrerons une certaine étendue. Cependant, bien qu'embrassant un grand nombre de questions, son intelligence sera parfaitement comprise, car tout ici se résume en quelque sorte à l'application des lois et des conseils que nous avons tracés dans les chapitres précédents. Nous envisagerons d'abord l'habitation privée et ses dépendances, et nous parlerons ensuite des villages et des villes avec les monuments publics qu'ils doivent renfermer. Nous finirons enfin en indiquant quelques conseils sur le choix d'une habitation dans l'état actuel des choses

Conditions du lieu où on doit bâtir sa demeure.

L'hygiène nous a enseigné que l'homme devait se soustraire à l'influence d'une humidité trop grande et à l'action de l'air vicié. Elle nous a recommandé par contre de rechercher un air pur et une humidité modérée.

Inconvénients qu'on doit éviter.

Pour obtenir ces résultats, l'homme, à la recherche de la meilleure localité pour y fixer sa demeure, devra fuir les plaines marécageuses, et s'il est obligé de s'y fixer, il se souviendra des préceptes que nous avons tracés à la page 48.

Il évitera également les points élevés des hautes montagnes, car il y serait soumis à une raréfaction de l'air, à un abaissement de température et à des vents violents qui lui deviendraient nuisibles. C'est ce que l'on observe chez les religieux du Mont-Saint-Bernard, qui, en général, meurent tous jeunes.

Il s'éloignera des vallées larges et étroites, car, larges, elles sont, comme au Saint-Bernard, parcourues par des courants d'air violents, et étroites, elles sont comme les Alpes, les Vosges et le Jura, humides et privées d'air.

Il se souviendra que pour cause d'humidité, il ne devra point habiter trop près des bords de la mer, et qu'enfin le voisinage des usines et des lieux d'où s'élèvent des gaz délétères (cimetières) lui est funeste.

Avantages qu'on doit rechercher.

Il devra donc rechercher les plaines sans marécages, choisir sur les montagnes une élévation modérée et à l'abri des grands vents, préférer le voisinage des forêts sans en être cependant trop rapproché. Là, il jouira

5

d'une humidité modérée, d'un air pur, et se trouvera à l'abri des miasmes et des effluves.

Il lui sera très-avantageux de se fixer le long des cours d'eau, car il y trouvera en abondance les eaux nécessaires à la vie. Ces rivières seront encore la source de la fertilité du pays et lui serviront de moyens de transport utiles à son commerce. Aussi voit-on les villes les plus populeuses et les plus riches, bâties sur le bord des fleuves.

Après avoir choisi le lieu de son habitation, il s'agit de la construire. Examinons donc les circonstances qui en favorisent la salubrité.

Règles hygiéniques qui doivent présider à la construction des habitations privées ou publiques.

Se souvenant des avantages et des inconvénients des diverses expositions, on recherchera celle du nord en été et celle du midi en hiver. On obtiendra ces résultats en faisant la maison double et en habitant alternativement, selon la saison, l'un ou l'autre côté. Si on ne peut y arriver, on préférera l'exposition au midi en ayant soin d'éviter toujours celle de l'ouest. Comme nous l'avons dit ailleurs, nous parlons toujours pour nos climats.

Fondation.

Si l'on est obligé de bâtir sur un sol humide ou dans l'eau, il faut établir d'abord des pilotis, ce qui se fait en enfonçant profondément et parallèlement, dans le sol humide, des poutres sur lesquelles on élève ensuite la construction. Ces bois seront imprégnés de sels et d'oxydes métalliques, d'après le procédé de M. Bouchery. On se servira de chaux hydraulique ou de ciment romain, et on évitera l'emploi du plâtre, qui favorise le salpêtrage.

Caves.

Il convient de creuser des caves et de les voûter pour que l'air puisse y circuler facilement.

Rez de-chaussée.

Les rez-de-chaussée placés au-dessus des caves seront élevés de quelques marches au-dessus du niveau du sol.

Entresols et étages supérieurs.

Les entresols et les étages supérieurs seront haut de plafond pour permettre l'influence d'un air sec et pur, de la chaleur et de la lumière solaires. Les pièces seront assez spacieuses et auront en général pour dimension 3 mètres à 3 mètres 50 centimètres d'élévation et 4 mètres de longueur et de largeur. Il est évident que si plusieurs personnes doivent habiter la même chambre, ces dimensions seront plus grandes. Cependant faisons observer que ce n'est pas tant la grandeur de l'espace que la bonne ventilation qui doit fixer l'attention de l'architecte. Aussi devra-t-il surtout avoir à l'esprit les lois de cette salutaire ventilation, quand il sera dans l'obligation de construire des alcôves, des soupentes ou des cabinets noirs.

Portes et croisées.

La disposition des portes et des croisées est une chose importante à considérer. Elles remplissent les conditions les plus avantageuses quand elles sont placées les unes vis-à-vis des autres ou en face de la cheminée. Les croisées seront moyennes, en assez grand nombre et élevées d'un pied du sol et terminées à un pied du plafond. On doit proscrire celles en tabatière ou en coulisse.

Planchers.

Les planchers en bois ont l'avantage de préserver de l'humidité et de conserver la chaleur. Si on les fait en briques ou en carreaux, il conviendra de les couvrir de tapis ou de nattes, selon la position sociale des habitants.

Pour éviter aux locataires de l'étage le plus élevé les grandes chaleurs de l'été et les grands froids de l'hiver, on établira un plafond épais pour les garantir de ces extrêmes températures.

Toiture.

Quant à la forme des toits, elle pourra être plate dans le midi, où on a l'habitude de s'y réunir le soir pour causer et pour respirer l'air frais, et dans les pays pluvieux au contraire la direction inclinée leur sera indispensable. Les ardoises, les briques et le zinc sont les matériaux dont on se sert ordinairement pour les couvrir. Les premiers sont plus froids, le dernier s'échauffe plus promptement. Les toits de chaume seront absolument interdits à cause des incendies et des miasmes qui peuvent s'en échapper par suite de la putréfaction des substances végétales dont ils sont composés.

Allée d'entrée et porte cochère.

S'il était possible d'établir une porte cochère pour pénétrer dans la maison, ce serait bien preférable; mais si on ne le peut pas, l'allée d'entrée sera large, claire et bien aérée. La porte sera fermée par un grillage en fer.

Escaliers.

Les escaliers doivent être spacieux, percés de grandes fenêtres, et largement ouverts en bas et en haut pour permettre la libre circulation de l'air qui, de la sorte, viendra alimenter facilement les appartements. Ce précepte est surtout utile pour les maisons qui n'ont point de cour.

Loge du portier.

Parlerons-nous de la loge du portier? Il convient qu'elle soit placée au bas de l'escalier, de façon à ce que de son intérieur on puisse voir ceux qui entrent ou sortent de la maison. Sous le rapport hygiénique, les lois de salubrité exigées pour les chambres à coucher lui sont exactement applicables.

Cours.

Une circonstance favorable pour l'assainissement des maisons, c'est la possibilité d'avoir des cours.

Celles-ci seront larges, spacieuses et fréquemment lavées et débarrassées des immondices qui s'y rencontrent, surtout lorsqu'elles sont entourées d'écuries, d'étables ou de poulaillers. Ces annexes de l'établissement privé auront des dimensions proportionnelles au nombre d'animaux qu'elles doivent contenir, et seront disposées de manière à ce que l'on puisse facilement y renouveler l'air, enlever chaque jour les fumiers et laver souvent.

Ecuries, etc.

Après avoir indiqué les lois de l'hygiène qui doivent présider à la construction d'une maison, nous devons parler des inconvénients qui résultent de l'habitation des maisons neuves. Elles sont nuisibles par l'humidité et par l'odeur des peintures fraîches; mais on se débarrassera de l'odeur des peintures et de la térébenthine par la ventilation et l'emploi des chlorures, et on évitera l'humidité par le chauffage artificiel et par la ventilation. Par précaution encore on pourra, surtout à la partie inférieure des gros murs, si on veut y adosser un lit, on pourra y placer une doublure de planches ou de larges plaques de zinc. On prendra le même soin avant de coller sur les murs les papiers ou les tentures.

Danger d'habiter une maison neuve.

Règles hygiéniques.

Quant à la ventilation, on l'effectue en ouvrant les croisées et les portes que nous avons recommandé de percer vis-à-vis les unes des autres. Un excellent moyen de ventilation est aussi, pour les circonstances ordinaires, l'établissement d'un vasistas à la partie supérieure d'une chambre, près du plafond. Un foyer ou un poêle peuvent encore, par un bon tirage, renouveler parfaitement l'air.

Puisque nous parlons de foyer et de poêle, disons

Procédés de chauffage.

quelques mots des divers procédés de chauffage et des combustibles employés.

Tout le monde sait que pour éviter les rigueurs de l'hiver, nous sommes obligés, dans nos appartements, d'élever la température jusqu'à un certain degré qui doit être de 12 à 18 centigrades. Nous y parvenons à l'aide de trois moyens qui sont le poêle, la cheminée et le calorifère.

Le poêle. Il échauffe rapidement, mais il a l'inconvénient de dessécher l'air. Cet inconvénient, il est vrai, peut être enlevé en plaçant dessus un vase à large bord rempli d'eau. Ceux en faïence sont préférables, quoique ne chauffant pas si fortement que ceux en fonte. Ceux-ci surtout, quand le tirage n'est pas assez énergique, ont le grave inconvénient de donner une odeur désagréable et d'occasionner des maux de tête, des vertiges et même des syncopes. Ces accidents sont promptement suivis d'asphyxie, si on a l'imprudence de fermer le tuyau d'un poêle, alors qu'il est rempli de braise. L'acide carbonique se répand dans la pièce dont l'oxygène est brûlé par le charbon.

Cheminée. Ce moyen est salutaire, mais il a le désagrément de chauffer peu et d'occasionner l'impression du chaud en avant et celle du froid en arrière. Un autre inconvénient grave est la fumée. Elle résulte du défaut de tirage suffisant par la cheminée. On y remédie soit en diminuant le calibre du tuyau de la cheminée, tout en lui donnant plus de longueur, soit en pratiquant sur les côtés de la cheminée deux ouvertures de tuyaux qui communiquent d'autre part avec l'air extérieur. La fumée dépend-elle de l'action des vents et de la pluie, on s'en garantira par l'établissement d'un chapiteau mobile, comme une girouette. Mais la cheminée a aussi le grand désavantage de consommer une énorme quantité de combustible en pure perte, les 9/10 de la chaleur s'échappant par le tuyau de la cheminée. On a cherché à y remédier en plaçant au fond de l'âtre une plaque métallique qui concentre le calorique et le rayonne dans l'appartement.

Un excellent moyen encore employé dans ce but est d'établir le plus près possible du feu un système de tuyaux ouverts par les deux extrémités et à travers lesquels l'air s'échauffe en y passant. Une des ouvertures s'ouvre sous le nom de bouche de chaleur dans l'intérieur de la chambre et y verse l'air chaud que l'autre extrémité a été puiser froid à l'extérieur de l'habitation.

Calorifère.

C'est sur ce dernier principe qu'est construit le calorifère, qui n'est autre chose qu'une espèce de poêle dans l'intérieur duquel est disposé un système de tuyaux à travers lesquels passe l'air en s'échauffant et vient ensuite se répandre dans les chambres par les bouches de chaleur placées sur les côtés du calorifère. On en construit qui peuvent s'adapter parfaitement à une cheminée ordinaire. Ce moyen de chauffage est excellent et fort économique. Aussi en fait-on usage pour chauffer les grandes habitations privées ou publiques. Dans ce cas, ils sont placés dans l'épaisseur des murs.

Combustibles.

Le choix du combustible n'est pas indifférent. Les principaux sont le bois, le charbon, la houille et la tourbe.

Bois.

Le bois sec, dense et gros, donne plus de calorique que celui qui est léger, vert et humide.

Charbon. La qualité dépend du bois qui l'a fourni. Le charbon de bois dur pèse 10 et 12 fois plus que celui d'un bois léger. Le premier échauffe beaucoup, le second peu.

Houille. Bon et puissant combustible, elle fournit cependant une huile empyreumatique et une épaisse fumée, épaisse fumée qui prouve qu'elle brûle incomplètement. Sous le rapport de la consommation, un kilogramme de houille équivaut à deux kilogrammes de bon bois. Pour lui enlever son odeur, on peut la distiller et elle prend alors le nom de coke dont la force de calorique est peu énergique.

Tourbe. Elle échauffe plus que le bois, mais son odeur désagréable la fait généralement repousser.

Modes d'éclairage. Après avoir parlé des moyens de chauffage et des principaux combustibles, il est naturel que nous disions un mot des divers modes d'éclairage artificiel.

Les substances employées à cet usage sont assez nombreuses. Nous citerons le suif, la cire, la résine, les huiles grasses, les huiles essentielles et enfin le gaz. Nous ne parlerons point de l'électricité. Ce moyen n'est pas suffisamment étudié.

Suif-chandelles. Le suif est constitué par de la graisse de mouton ou de bœuf et sert à fabriquer de la chandelle. La lumière que donne celle-ci n'est pas considérable, et elle décroit à mesure que la mèche s'allonge ; la chandelle a encore l'inconvénient de produire une flamme vacillante et des vapeurs d'huile empyreumatiques et irritantes. Les lampions et les torches présentent les mêmes désagréments, mais à un bien plus haut degré.

Cire Bougies. La combustion des bougies est plus complète, et par suite il y a moins de vapeurs et de vacillations. Elles ont l'avantage de produire une lumière plus intense et de dispenser du soin de la moucher, c'est-à-dire de couper la mèche assez souvent, comme on est obligé de le faire pour la chandelle.

Les chandelles de résine, usitées dans quelques provinces, fournissent une combustion incomplète et des vapeurs épaisses et piquantes. Résine.

On se sert ordinairement de l'huile de colza ou d'œillette, de chénevis ou de noix. Pour les brûler, on fait usage de lampes qui ont été variées à l'infini. Nous ne mentionnerons que les principales. Huiles grasses. et huiles essentielles.

1° La lampe solaire. — Elle éclaire bien, échauffe beaucoup, et, pour un bec de 14 lignes, elle brûle 60 à 75 grammes d'huile par heure.

2° La lampe australe.

3° Les lampes à modérateur.

4° Les lampes-Carcel. — De toutes, les meilleures, elles produisent la clarté la plus vive et la chaleur la plus intense. Pour un bec de 15 lignes de diamètre, elles emploient 60 grammes d'huile par heure.

5° L'éclairage à gaz liquide.

6° Les lampes à huile essentielle de schiste. Elles donnent une lumière belle, pure, blanche, intense. Elles sont fort économiques, puisque un litre de liquide peut entretenir un bec pendant 20 heures, et que le litre ne coûte qu'un franc.

7° Les lampes à gaz oxygène de M. Rousseau.

8° La lampe électrique de M. Soleil.

Ce mode d'éclairage est le plus puissant. Il projette au loin sa vive et brillante lumière, et dégage une chaleur énorme. A côté de ces avantages, il a l'inconvénient d'absorber beaucoup d'oxygène et de fournir beaucoup d'acide carbonique; d'où il arrive qu'on ne Eclairage au gaz.

peut en faire usage que pour l'éclairage des rues ou de vastes locaux où l'air circule librement et se renouvelle sans cesse. Si on voulait s'en servir dans les appartements ordinaires, on courrait les risques d'être promptement asphyxié. Le même malheur peut arriver par suite des fuites du gaz. Celui-ci est, en effet, dirigé dans des tuyaux de plomb qui parfois peuvent présenter des crevasses ; il s'échappe par ces fissures et vient se répandre à l'extérieur. S'il se dégage à l'air libre, il n'a d'autre désagrément que de produire une odeur piquante et caractéristique ; mais s'il s'accumule dans un lieu fermé, dans une chambre, il asphyxie rapidement. Il peut encore s'enflammer par l'approche d'une lumière et donner lieu à une détonation, à une explosion meurtrière. On en observe assez souvent des exemples.

L'air des appartements est vicié par ces divers modes d'éclairage et de chauffage.

Tous ces modes d'éclairage agissent de la même manière, c'est-à-dire en viciant l'air des appartements et en pouvant occasionner par suite l'asphyxie, si la ventilation n'en venait neutraliser l'action. L'air des appartements peut encore être corrompu par des miasmes répandus par les fleurs, par les animaux, par les aliments conservés dans les habitations, par les eaux ménagères qui pourraient séjourner dans les cuisines, enfin par les émanations des latrines.

Règle hygiénique.

Il l'est également par les fleurs.

Les fleurs peuvent nuire par leur odeur et par l'acide carbonique qu'elles dégagent.

Règle hygiénique.

Il sera donc prudent de les retirer la nuit des chambres à coucher.

Les animaux.

Les animaux viciant l'air comme le ferait une personne, il faut les éloigner, ou tout au moins tenir compte de leur présence et se ménager une masse

Règles hygiéniques.

d'air pur proportionnelle. Cependant il est de beaucoup préférable de renoncer à l'habitude qu'ont certaines personnes de faire coucher des chiens par exemple dans la même chambre, souvent dans le même lit. Ils peuvent avoir été mordus par un animal enragé et donner eux-mêmes le premier signe de la rage en se jetant sur leur maître.

Pour des motifs analogues, les palefreniers ne devront pas coucher dans les écuries ou les étables. Ce séjour pourrait leur devenir funeste, exposés qu'ils seraient aux conséquences de l'encombrement par suite de la viciation de l'air et aux maladies contagieuses qui frappent assez souvent les animaux et qu'ils pourraient contracter.

Les aliments conservés dans l'habitation. Règle hygiénique.

Si on n'y porte pas une surveillance convenable, les aliments conservés dans l'habitation peuvent se putréfier. Il est inutile dans ce cas de recommander de les jeter.

Les cuisines. Règles hygiéniques.

Elles sont dangereuses par la vapeur de charbon et par les odeurs des eaux ménagères. On se préservera de l'asphyxie par le charbon en construisant les cuisines vastes, dallées en pierre et bien ventilées par de grandes croisées. La hotte de la cheminée devra s'étendre aussi jusque sur les fourneaux. Quant à l'odeur, on s'en débarrassera en jetant les eaux sales dans un lévier ou dans un plomb placé dans un coin de la cuisine. Le lévier les dirige dans des puisards ou mieux dans des conduits qui aboutissent aux égouts. On ne devra pas négliger les lavages fréquents, et, s'il y a lieu, l'emploi des chlorures.

Les latrines.

Nous devons ici arrêter quelques instants notre attention. Dans les campagnes, les latrines consistent tout simplement dans un trou creusé en terre, ce qui permet aux émanations de se dégager librement ; mais dans les villes il n'en est pas de même. Chaque maison a ses cabinets d'aisance souvent mal tenus et d'où se dégagent alors des émanations considérables, émanations qui, indépendamment de leur odeur repoussante, peuvent occasionner l'asphyxie et une inflammation spéciale des yeux.

Règles hygiéniques.

Pour combattre ces graves inconvénients, il faut avoir des latrines pour chaque appartement et les placer dans un cabinet isolé, grand, éloigné des chambres et percé d'un jour. Pour former la lunette, il convient de se servir des lieux dits à l'anglaise qui réunissent tous les avantages désirables.

Si, malgré ces précautions, l'odeur incommodait encore, il faudrait recourir aux chlorures.

Un moyen plus efficace est la ventilation de la fosse. Elle se fait à l'aide d'un tuyau, dit tuyau d'évent, qui, partant de la partie supérieure de la fosse, qui doit être voûtée, traverse les murs et vient s'ouvrir à la hauteur des cheminées les plus élevées. Son ouverture dans la fosse doit être à un niveau supérieur à celle des tuyaux de conduite.

Le curage des fosses, surtout de celles qui ne sont pas ventilées, entraîne plus d'un danger. Il n'est pas rare d'apprendre que des vidangeurs imprudents ont été frappés d'asphyxie pendant leur travail. Un assez grand nombre d'entre eux sont encore atteints d'une inflammation spéciale des yeux. On peut cependant éviter ces malheurs en se soumettant aux règlements de police qui ordonnent, avant de vider une fosse, de la désinfecter par des moyens convenables.

Les substances que l'on emploie sont le protoxide de fer, le charbon ou les chlorures. On préfère le protoxide de fer à cause de son bas prix.

Dans le but d'éviter les inconvénients du curage des fosses d'aisance, on fait usage, depuis quelques années, du système des fosses mobiles, système qui consiste à placer dans une cave spéciale des tonneaux dans lesquels viennent s'ouvrir les tuyaux de conduite et qu'on remplace par d'autres, lorsqu'ils sont pleins. Ce système, qui est encore économique, empêche aussi le dégagement des odeurs miasmatiques.

Règles pour la fondation des villes.

Jusqu'ici, nous n'avons envisagé que l'habitation isolée, mais il est rare que l'homme vive ainsi éloigné de ses semblables. Il est même obligé, pour ses besoins de tous genres et de tous les jours, de rechercher leur contact et de vivre en société. De là des agglomérations de demeures qui s'appellent villages ou villes, selon le plus ou moins grand nombre d'habitations groupées dans un même lieu.

Au point de vue hygiénique, il n'est pas indifférent que ces maisons soient disposées dans tel ou tel ordre, bien au contraire : aussi les lois les plus importantes de la salubrité devront-elles diriger le fondateur d'une nouvelle cité dans le choix de la localité et de l'exposition, dans le percement des voies de communication, etc. Il aura soin d'établir les rues larges et droites pour permettre à l'air d'y circuler librement. Ces rues seront pavées et bordées de trottoirs sous lesquels on fera couler les eaux; les maisons seront disséminées, et il serait à souhaiter qu'elles eussent peu d'étages ; il aura soin de multiplier les promenades, les places et les plantations d'arbres ; il éloignera le plus possible de la ville les établissements insalubres et dangereux; une obligation très-importante est d'ordonner l'enlèvement des boues et des immondices; en hiver comme pendant l'été, il est indispensable de faire de fréquents arrosements. Ceux-ci seront favorisés par une intelligente distribution des eaux. Dans ce but, on établit des réservoirs dans lesquels on fait arriver les eaux à l'aide de machines hydrauliques ou de machines à vapeur, et de ces réservoirs, elles s'écoulent à travers des conduits de plomb ou mieux de fonte pour éviter les accidents saturnins et vont se distribuer au loin. Les abattoirs, les marchés, les voieries en seront surtout abondamment pourvus. Ces différents établissements sont, en effet, des sources d'insalubrité et ont besoin d'une surveillance particulière. Disons un mot sur chacun d'eux.

Réservoirs et distribution des eaux.

Abattoirs.

Ils ont remplacé les tueries de l'intérieur des villes, tueries qui étaient une cause d'émanations délétères et une source fréquente de maladies. Aussi placera-t-on les abattoirs hors des villes sur un point élevé et isolé. Il serait avantageux de les entourer d'une plantation d'arbres. Les salles seront vastes, aérées, couvertes de larges dalles et voûtées. Les fenêtres seront placées à la partie supérieure des murs pour faciliter la ventilation et aussi pour jeter un demi jour dans l'intérieur des salles. Ce demi jour favorise la conservation de la viande. Disons enfin qu'il est nécessaire de faire de grands et fréquents lavages destinés à enlever les immondices de tous genres. Ces immondices seront jetés dans un égout particulier, lequel ira se rendre dans les égouts ordinaires.

Marchés.

Ils seront bien aérés, pourvus de nombreuses fontaines pour faciliter de fréquents lavages, et autant que possible éloignés des habitations. Les fumiers seront enlevés avec soin. Pour la halle aux poissons, un dallage est nécessaire.

Voieries.

A cause de l'odeur fétide, repoussante qui s'exhale de ces lieux, il convient de les placer le plus loin possible des habitations. Il serait à désirer qu'ils fussent établis sur un point élevé et entourés d'arbres pour arrêter les émanations miasmatiques. C'est dans ces sortes d'établissements que l'eau en abondance est surtout nécessaire. Le voisinage d'une rivière serait même à souhaiter. Quoiqu'il en soit, tous les débris de matières animales seront reçus, comme pour les abattoirs, dans un égout particulier qui lui-même ira se décharger dans les égouts ordinaires.

Egouts.

Ceux-ci sont des canaux souterrains bien voutés, assez élevés pour permettre à un homme d'y circuler, et destinés à conduire à la rivière voisine les eaux ménagères et celles qui sont inutiles ou chargées de matières en décomposition. Bien construits, ils n'ont aucune influence fâcheuse sur la santé de l'homme, ni dans leur parcours ni à leur embouchure. Le danger n'existe que dans leur curage. Il expose à l'asphyxie. Aussi cette opération devra-t-elle être faite avec les plus grandes précautions pour mettre les ouvriers égoutiers à l'abri de l'influence des gaz. Ils sont aussi parfois atteints de l'opthalmie des vidangeurs.

Mais l'agglomération d'un grand nombre d'individus réunis dans un même lieu, nécessite la présence de monuments publics dont les uns sont consacrés à leur amélioration morale par la religion (églises), et les autres au soulagement de l'humanité souffrante (hôpitaux). Il est juste aussi que les défenseurs de la patrie aient une habitation convenable pour reposer leurs fatigues (casernes), surtout quand on a construit des lieux de distraction (théâtres) pour y dissiper ses ennuis, et où plus d'un trouve aussi la pensée du crime qui parfois le conduit d'abord en prison (maisons pénitentiaires) et plus tard à l'échafaud (cimetières).

Arrêtons-nous un instant sur chacun de ces édifices, et examinons-les au point de vue de l'hygiène.

Eglises. Elles seront vastes, isolées des habitations, et assez grandes pour contenir les habitants les jours de fête. Elles seront construites solidement; les murs en seront au moins en briques et le toit couvert en tuiles. De grandes fenêtres faciliteront la ventilation de l'édifice dont le sol sera couvert de nattes pendant l'hiver. Il est inutile d'ajouter que le cimetière ne sera point autour de l'église, mais à une certaine distance.

Généralement les anciennes églises, surtout dans les villes, sont fort malsaines, enveloppées qu'elles sont d'habitations particulières. Elles sont ainsi privées de la chaleur et de la lumière solaires et l'air ne peut facilement se renouveler dans leur intérieur. Il sera donc essentiel d'isoler, toutes les fois que l'occasion se présentera, les vieilles cathédrales et les autres églises de tout ce qui les entoure. En attendant, on combattra leur humidité par l'établissement de vasistas dans les parties supérieures du monument. On ne peut que louer l'administration de certaines églises d'y avoir placé de vastes calorifères pour la saison de l'hiver.

Hôpitaux et hospices. Ces établissements sont indispensables dans les villes, et il serait à désirer que chaque village possédât sa petite maison de charité, son petit hôpital, son hôtel-Dieu ; mais nous sommes loin de cet heureux état de choses, malgré le zèle des municipalités pour venir au secours des malades pauvres. Nous savons cependant que dans bien des localités le dévouement des curés a triomphé de mille obstacles, et est parvenu à fonder de petits hôpitaux. Dans ces circonstances, ils ont trouvé aide et appui près des familles aisées de leur paroisse. Dans d'autres localités, ce sont des personnes riches et charitables qui ont eu l'initiative et ont établi à leurs frais ces abris pour les pauvres malades..... Trois fois honneur à ces anges de la terre, à ces bienfaiteurs de l'humanité. Dès ce monde, ils trouveront déjà la récompense de leur bonne œuvre dans la joie d'une conscience satisfaite et dans la bénédiction des âmes affligées et soulagées. Puissent-ils avoir de nombreux imitateurs !

Quoiqu'il en soit, les conditions les plus favorables pour la salubrité d'un hôpital sont : d'être placé dans un quartier isolé, bien aéré, un peu élevé et situé dans le voisinage de bois et de cours d'eau vive à bords escarpés, et d'avoir des pavillons allongés, parallèles entre eux, élevés de trois étages au plus et séparés par des cours et des jardins. Les salles, parquetées en bois de chêne épais, auront au moins 5 mètres de hauteur. Les fenêtres, placées en face les unes des autres, occuperont à peu près le tiers de la largeur totale de l'espace, auront 3 mètres au moins de haut et s'élèveront jusqu'au plafond. Les deux derniers carreaux feront vasistas. La largeur des salles sera de 8 à 10 mètres. Les lits seront en fer et de 2 mètres de long sur 1 de large. Ils seront placés le long de la salle sur deux rangées, séparées l'une de l'autre par un espace de 4 mètres. Chaque lit sera éloigné de son voisin de 1 mètre 50 centimètres. Quant à la température des salles, il convient qu'elle soit de 16° centigrades. C'est dans les hôpitaux surtout que la ventilation est indispensable, et on l'établira à l'aide de l'appareil modifié de M. Paumet ou du calorifère de M. Duvoir. Ces appareils sont placés dans les caves.

Il est à désirer que l'on puisse réunir dans des pavillons distincts ou mieux dans des hôpitaux séparés les maladies aigues, les affections de la peau, la syphilis, les accouchements. Les enfants auront aussi leur hôpital à part, ainsi que les aliénés. Il en sera de même pour les vieillards, hommes et femmes, que l'on recueillera dans des hospices ou maisons de retraite.

Casernes.

Si l'on avait à construire une caserne, on se souviendrait de ce que nous avons dit à l'article précédent. Les mêmes conditions sont nécessaires pour la salubrité de ces nouveaux monuments. Disons cependant qu'on devra préférer les grands dortoirs aux petites chambres, parce qu'ils permettent de faire des constructions monumentales, parce qu'ils rendent l'encombrement plus difficile, la ventilation et l'aération plus faciles et moins dispendieuses, l'échauffement possible à l'aide de calorifères, et enfin la surveillance plus aisée.

Mais le plus souvent les troupes sont logées dans de vieux édifices, édifices qui étaient autrefois des couvents et qui pouvaient suffire pour quelques religieux; mais qui, transformés en caserne, offrent tous les inconvénients de l'encombrement. On en évitera une partie en enlevant les cloisons, si cela est possible, donnant ainsi une plus grande facilité à la circulation de l'air et en employant les moyens de ventilation dont nous avons parlé ailleurs.

Théâtres.

Mal construits et mal disposés, ils nuisent essentiellement à la santé de ceux qui vont s'y entasser chaque soir pendant plusieurs heures, pour y chercher des émotions ou des distractions capables de leur faire oublier leur inutilité. Cependant, il est vrai de dire que les directeurs de ces établissements ont fait de généreux efforts pour les assainir, et qu'on est parvenu à les améliorer par l'établissement d'une ventilation convenable.

Maisons pénitentiaires.

(Prisons ordinaires, maisons centrales de détention, bagnes.)

Ce que nous avons dit en parlant des hôpitaux et des casernes est entièrement applicable à ces sortes d'établissements. Au reste, ces maisons ne laissent en général rien à désirer. Les prisonniers y sont aussi bien que possible, et si quelque chose leur déplaît, c'est le mode de réclusion auquel ils sont forcés. Ils sont soumis, en effet, à deux systèmes ; l'un, le pensylvanien, consiste dans la réclusion cellulaire de jour et de nuit. Ils ne voient que le directeur, l'aumônier et le geôlier. Ils ont à leur disposition un certain nombre de bons livres. L'autre système est dit d'Auburn, c'est-à-dire que la réclusion cellulaire n'a lieu que la nuit, et que dans le jour ils se livrent à un travail en commun pendant lequel le silence est rigoureusement observé. C'est le premier qu'on expérimente en ce moment à la prison de la Nouvelle-Force à Paris. On espère obtenir l'amélioration morale de cette classe d'hommes frappés par la justice, et qui, un jour, doivent rentrer dans la société.

Cimetières.

Nous n'avons rien à ajouter à ce qui a été dit à la page 42.

Conseils à suivre dans l'état actuel des choses pour choisir sa demeure.

Jusqu'ici, nous avons indiqué les lois et les préceptes hygiéniques qui devaient éclairer l'homme dans la construction de son habitation et le diriger dans l'établissement des villages et des villes Mais ces règles n'ont point été généralement observées par nos pères, et les constructions anciennes pèchent profondément contre les plus simples notions de la salubrité. Aussi sommes-nous obligé, vu l'état actuel des choses, d'indiquer quelques conseils propres à nous déterminer dans le meilleur choix que nous devons faire d'une habitation.

A la campagne.

Et d'abord est-il plus salubre de fixer sa demeure à la campagne qu'à la ville. *A priori* on est tenté de le croire, puisqu'on y est éloigné de l'encombrement, de la corruption, des vices et du luxe des grandes villes. C'est aussi l'opinion généralement admise, opinion que nous embrassons et qui nous engage à conseiller de préférence l'habitation à la campagne. Toutefois, faisons remarquer qu'il est nécessaire d'assainir auparavant la plupart des maisons actuelles.

Souvent, en effet, on trouvera des habitations dont le sol même tient lieu de plancher. Dans ce cas, il faudra y établir un dallage en carreaux ou en briques ; mieux vaudrait encore se servir de planches.

Une précaution salutaire est aussi d'éloigner de sa demeure ces masses de fumier en fermentation que, dans la plupart des villages, on entasse près des maisons. Les émanations qui s'en exhalent sont toujours nuisibles et peuvent occasionner des fièvres intermittentes.

Il nous reste à donner quelques avis à ceux qui, en grand nombre, sont obligés d'habiter les villes. Si la cité est bâtie sur le penchant d'une colline, ils choisiront une demeure placée sur un terrain élevé. A la ville.

Dans tous les cas, ils rechercheront une exposition convenable, selon les climats.

Ils auront soin d'éviter les points encombrés des villes, de préférer la maison située sur une place au voisinage des promenades ou des arbres, ou tout au moins dans des rues larges, bien aérées et bien exposées. On ne peut que blâmer l'usage établi dans le midi de percer des rues étroites. Certainement, elles occasionnent de la fraîcheur, mais elles donnent aussi de l'humidité. Elles sont privées d'air et retiennent les miasmes, source de maladies graves. Pour ces raisons, on devrait les proscrire.

Ils éviteront les habitations souterraines, toujours mauvaises pour la santé par l'humidité qu'elles renferment et par la difficulté du renouvellement de l'air. Cependant si le sol était en tuf, comme sur les bords de la Loire et de la Vienne, les inconvénients de l'humidité disparaîtraient et elles seraient moins malsaines.

Pour ces mêmes motifs d'humidité et de défaut de renouvellement d'air, il faudrait fuir les étages souterrains de toute habitation, ou tout au moins y établir une bonne ventilation et y entretenir une chaleur artificielle constante et assez considérable.

Le rez-de-chaussée est sain quand il est placé au-dessus de caves bien ventilées et élevé du sol de quelques marches; mais il est très-nuisible quand il est situé dans des rues étroites et humides, dans des cours petites et des quartiers encombrés de population. Dans ces circonstances, en effet, l'air ne peut se renouveler facilement, et la chaleur et le soleil ne peuvent guère y pénétrer.

Quant aux entresols, le peu d'élévation des plafonds, le défaut de chaleur et de lumière naturelle les rendent peu salubres.

Les étages supérieurs sont préférables. L'humidité y est moindre, l'air plus sec et plus pur, et la chaleur et la lumière solaires plus abondantes.

Enfin, autant qu'il sera possible, on recherchera les chambres vastes, surtout comme chambres à coucher, et si on ne peut y parvenir, on évitera au moins d'y placer beaucoup de meubles, qui occupent toujours la place de l'air. Pour les mêmes raisons, on s'abstiendra également d'alcôves et de rideaux, surtout quand ceux-ci sont épais. L'usage des rideaux et des alcôves est encore plus nuisible dans le temps de maladie. Les miasmes qui s'exhalent du corps du patient sont arrêtés autour de lui et réagissent sur lui en aggravant l'affection.

Nous ne finirons pas ce chapitre sans blâmer fortement l'usage qui existe encore dans le fond de quelques provinces de coucher dans ce qu'on y appelle *des lits clos*, dont le nom est parfaitement appliqué à la chose. Ce sont, en effet, des espèces de grandes boîtes fermées de tous côtés, et dont la partie antérieure seulement s'ouvre par une petite porte à coulisse. Au centre de celle-ci sont ménagés trois ou quatre petits jours. Souvent, dans ces lits clos, on ne peut même pas s'y tenir assis. Cet usage est d'autant plus funeste, qu'ordinairement plusieurs personnes y couchent ensemble. Je m'adresse ici aux médecins de ces localités, et je les conjure de fixer leur attention sur cette vieille et funeste coutume ; et s'ils parviennent à la déraciner, ils auront bien mérité de l'humanité.

VÊTEMENTS.

Les vêtements sont les objets divers dont l'homme se couvre par décence ou dans le but de se préserver de l'influence des agents extérieurs et principalement du froid et du chaud. Vêtements.

Les substances qui les composent sont fournies par les trois règnes : Minéral, végétal, animal.

Minéral. — Il ne donne guère que l'asbeste dont l'usage est même très-restreint.

Végétal. — Nous trouvons ici l'écorce de chanvre et de lin, le coton et la paille de certains graminées dont on fait des chapeaux.

Animal. — Les substances principales fournies par ce règne sont la laine des moutons, le poil de la chèvre, la peau de quelques animaux qui servent à la fabrication des gants et des chaussures ; la soie fournie par la chenille du Bombyx-Mori, et enfin le duvet de certains oiseaux.

Ces substances ne sont pas toutes également bonnes à nous préserver de l'action du froid et du chaud. Les unes prennent vite et perdent de même le calorique ; les autres s'échauffent plus lentement, mais conservent aussi plus longtemps la chaleur. Les premières sont dites bons conducteurs du calorique et les autres mauvais conducteurs. D'après leur degré de conductibilité, Leur pouvoir conducteur du calorique.

on les a classées dans l'ordre suivant : 1° le lin ; 2° le coton ; 3° la soie ; 4° la laine. Le cuir et les peaux parées viennent ensuite. La plume et surtout le duvet sont de mauvais conducteurs. Il en est de même des poils à l'état de fourrure, ainsi que du bois et du liège.

Leur couleur.

La couleur est un élément important pour la bonne ou mauvaise conductibilité des corps. Le noir s'échauffe plus vite que le vert, le vert plus vite que le rouge, et celui-ci plus promptement que le blanc.

Le choix des vêtements est subordonné.

Ces notions physiques étaient nécessaires à connaître pour bien faire comprendre la valeur de chaque vêtement et les raisons qui dirigent dans le choix qu'on doit en faire. Dans une foule de circonstances, en effet, on est obligé de les modifier pour combattre des influences différentes. C'est ainsi qu'ils sont subordonnés aux exigences de l'âge et du sexe, du climat et de la saison, et aussi des professions. Nous ne dirons qu'un mot sur chacune de ces influences pour éviter des répétitions, la plupart des conseils que nous allons donner ayant déjà été indiqués aux chapitres des âges et des climats.

A l'âge et au sexe.

Nous y avons dit, en effet, que l'enfant ayant peu de calorique, résistait difficilement au froid et avait besoin de vêtements souples, moelleux et mauvais conducteurs, comme les langes de laine chauds, souvent renouvelés et peu serrés ; nous nous sommes élevé contre l'usage des maillots qui comprimaient le thorax et le ventre, et tiennent les membres inférieurs immobiles. Nous avons vu qu'à l'âge moyen de la vie, les vêtements préférables devaient être en tissus moelleux et assez souples pour ne pas gêner les mouvements. C'est à cet âge cependant qu'on peut enfreindre les lois de l'hygiène avec le moins d'inconvénient. Chacun d'ailleurs doit écouter ses sensations et ses besoins, en ayant égard aux habitudes contractées. Nous avons appris que le vieillard qui avait perdu sa chaleur vitale avait besoin de se couvrir plus chaudement, et qu'enfin les femmes, plus délicates que les hommes, devaient se vêtir avec plus de précaution. Ce dernier conseil n'est guère suivi, les femmes se rendant esclaves de l'empire de la mode.

Au climat et à la saison.

Règles hygiéniques.

On comprend facilement que les vêtements seront différents, suivant les climats et les saisons, et on conçoit aussi que dans les pays chauds, ils devront être amples pour laisser passer l'air, et qu'on y préférera ceux dont le tissu et la couleur seront mauvais conducteurs du calorique ; qu'au contraire, dans les pays froids, on recherchera les tissus qui pourront mieux arrêter le calorique du corps. Les fourrures remplissent ces indications. Dans les pays tempérés, on suivra les exigences des saisons.

Aux professions.

Règles hygiéniques

Les professions doivent être consultées dans le choix des vêtements. Il est évident qu'ils peuvent et qu'ils doivent varier suivant le genre d'occupations. Le même costume et les mêmes conseils ne peuvent convenir aux soldats de terre et aux marins, aux verriers, constamment exposés à une haute température, et aux ouvriers des champs, habitués au travail en plein air, et qui, pour cette raison, auront des vêtements plus chauds, plus secs et moins hygrométriques pour résister aux intempéries de l'atmosphère.

Influence des vêtements sur l'homme.

Mais les vêtements ont une influence bien grande sur la santé de l'homme ; c'est ainsi qu'en s'abstenant de hardes sales et grossières, on peut éviter des maladies de peau souvent rebelles ; c'est ainsi que des vêtements chauds et secs, en préservant du froid et de l'humidité, préservent aussi des affections que ce froid et cette humidité déterminent. Nous citerons un exemple : Les gilets et les caleçons de flanelle ne sont si précieux que parce qu'en enlevant ce froid et cette humidité, ils favorisent une facile exhalation cutanée, laquelle sans cela se porterait sur les poumons et occasionnerait des accidents graves, surtout chez les personnes à poitrine délicate. C'est donc avec raison qu'on en conseille l'usage aux individus faibles, aux convalescents et aux vieillards. C'est surtout pendant l'hiver qu'ils auront soin de s'en couvrir. Pendant les grandes chaleurs de l'été, on peut sans inconvénient en suspendre l'emploi.

Règles hygiéniques relatives aux vêtements du jour.

Jusqu'ici, nous n'avons étudié les vêtements qu'au point de vue général ; cependant il est utile de descendre dans quelques détails et de les examiner dans leur rapport avec les différentes parties du corps. C'est ce que nous allons faire en parlant d'abord des vêtements du jour et ensuite de ceux de la nuit, c'est-à-dire du lit.

Pour la tête.

Le genre de coiffure a bien varié depuis l'antiquité jusqu'à nos jours. Les Gaulois autrefois ne se couvraient la tête qu'à la guerre, en voyage et en maladie. Aujourd'hui, au contraire, tous les peuples civilisés ont adopté une coiffure quelconque. Nous ne parlerons que de celles en usage en France, et qui d'ailleurs varient suivant l'âge et le sexe.

Dans le jeune âge, alors que l'enfant commence à marcher, il est nécessaire, pour le préserver des conséquences des chutes, de lui entourer la tête d'un bourrelet. Celui-ci sera de préférence en tiges de baleine flexibles pour permettre à l'air de circuler librement. Un peu plus tard, ce bourrelet sera remplacé par des chapeaux de paille ou des casquettes. Pendant la nuit, ce qui convient le mieux aux enfants, c'est un serre-tête en toile fine attaché sous le menton par un cordon.

De l'homme.

Pour l'âge adulte, les chapeaux gris ou de paille et les casquettes seraient encore le meilleur genre de coiffure; mais la mode a fait prévaloir les chapeaux noirs qui ont cependant l'inconvénient d'être lourds et chauds, de serrer fortement le front et de ne pas couvrir toute la tête. La nuit, si on n'a pas contracté l'habitude de dormir la tête nue, on se la couvrira à l'aide d'un serre-tête, d'un foulard ou d'un bonnet de coton.

Quant aux vieillards, ils conservent la même coiffure que dans l'âge adulte; mais beaucoup d'entre eux ont une précaution particulière à prendre. A cette époque de la vie, on a souvent perdu beaucoup de ses cheveux, et on est frappé de calvitie, état désigné dans le monde par l'expression de *tête chauve;* hé bien! dans ce cas, il ne faut pas hésiter à porter perruque, c'est le seul moyen d'éviter de fréquents maux de tête, de nombreux rhumes de cerveau et des douleurs prolongées de dents.

De la femme.

Parlerons-nous de la coiffure des femmes? Heureusement elles sont pourvues d'une épaisse chevelure qui les met à l'abri de l'influence du froid et de l'humidité; car, comme nous l'avons déjà dit, elles sont, avant tout, esclaves de la mode et s'y soumettent aveuglément. La nuit, elles portent un léger bonnet attaché sous le menton à l'aide d'un cordon.

Pour le col.

De l'homme.

Dans beaucoup de provinces, les habitants de la campagne vont le cou nu, et cette habitude les préserve de bien des inflammations à la gorge. Cependant, cette coutume se perd chaque jour, et l'usage des cravates gagne de plus en plus. Si on se décide à les porter, elles seront de satin pendant l'hiver et de mousseline, de batiste ou de toile pendant l'été. Pour éviter qu'elles ne se roulent en corde, on met dans l'intérieur un col en baleines très-fines. On aura soin de ne pas beaucoup serrer la cravate pour ne pas arrêter la libre circulation du sang dans la tête.

De la femme. Les femmes ont l'habitude de ne rien mettre autour du col, si ce n'est en hiver. Elles se servent alors de fourrures ou de fichus, suivant leur position sociale.

Pour le tronc et les membres

De l'homme. Ce n'est que vers le XIIe ou le XIIIe siècle que le linge de corps est venu en usage. Jusqu'à cette époque, on ne s'en servait point, et la surface de la peau était constamment couverte des produits de l'excrétion cutanée et des matières étrangères qui venaient s'y déposer. Aussi la nécessité de bains fréquents se faisait-elle sentir chez tous les peuples, et les législateurs eux-mêmes en avaient-ils tracé l'obligation dans le livre de leurs lois. Mais quand l'emploi du linge de corps s'introduisit, les bains devinrent moins indispensables, puisque les produits de l'exhalation cutanée étaient

Chemise. absorbés au fur et à mesure par la chemise, faite en toile de lin, de chanvre ou de coton, et qui s'étendait, comme de nos jours, depuis le cou, qui ne doit pas être trop étreint, jusqu'aux genoux. Pour que ce but soit rempli convenablement, il faut qu'elle soit souvent changée, par exemple deux fois par semaine. Une bonne précaution serait d'avoir une chemise pour le jour et une pour la nuit; de cette facon, elles auraient alternativement le temps de se bien sécher, et seraient constamment fraîches. Dans les pays chauds, les personnes peu aisées ont l'habitude de coucher nues. Cet usage est préférable à celui de conserver toujours la même chemise. Destiné à préserver la poitrine du froid, il est généralement en drap. En été, il peut être de coton, de toile ou de soie. Gilet.

Il remplit le même rôle que le gilet. Il doit être fait de manière à permettre la rapidité et la liberté des mouvements ; l'habit a servi de point de départ pour la confection de deux vêtements qui n'en sont que des modifications. Racourci, il a donné naissance à la veste, fort utile à certaines professions, mais qui couvre peu les reins ; allongé, il a donné naissance à la redingote, qui est plus ample, protège les cuisses et est plus décente. Habit.

Etendu de la base de la poitrine qu'il ne doit pas trop comprimer, au-dessous du genou qu'il ne doit pas trop serrer, il a pour usage de préserver du froid et de se charger du produit de l'exhalation cutanée qui, sans lui, imprégnerait le pantalon souvent en drap, et qui par suite ne se lave guère. Caleçon.

La culotte s'étend de la base de la poitrine, où elle est retenue à l'aide d'une ceinture qui comprime fortement la taille, jusqu'aux genoux, au-dessous desquels elle est encore assez fortement fixée par des liens serrés. Par suite de cette disposition, elle peut occasionner des congestions cérébrales, de la gêne dans la respiration et la digestion, et parfois des hernies ; la constriction aux jambes, en arrêtant la circulation, peut donner lieu au développement des varices et même d'ulcères variqueux. Pour éviter ces inconvénients, on a modifié la culotte, et aujourd'hui on fait généralement usage du pantalon, lequel est retenu par des bretelles sur les épaules et descend jusqu'aux pieds. Ce vêtement est en laine, en drap, dans les climats froids Culotte et pantalon.

ou pendant l'hiver de nos pays tempérés; en été, il peut être en toile, en fil ou en coton.

Bas.

L'usage des bas commence à se généraliser. Leur but est de préserver du froid et de pomper la sueur. Ils sont en lin, en chanvre ou en coton, rarement en soie. En hiver, ils sont assez souvent en laine.

Chaussures.

Elles sont destinées à protéger les pieds contre les violences extérieures, et doivent aussi présenter les conditions de solidité, de rigidité et de souplesse nécessaires pour faciliter la marche et pour préserver des cors, des oignons ou des durillons. Ceux-ci sont, en effet, la conséquence des chaussures trop dures ou trop étroites. Aussi, autant que possible, doit-on renoncer aux sabots que portent les habitants de la campagne; ces sabots, en bois, sont durs, inflexibles, excorient la peau et lui donnent parfois un épaississement considérable; enfin, ils facilitent les chutes. A ces chaussures, qui cependant sont chaudes et sèches, on doit préférer les souliers et les bottes. Ceux-ci préservent, en effet, de l'influence des corps extérieurs, du froid et de l'humidité. On pourrait même, dans les temps rigoureux, y ajouter une double semelle en liège, ou faire usage de souliers en caout-chouc que l'on met par dessus les souliers ordinaires. Cette dernière précaution doit être recommandée surtout aux femmes, dont la chaussure est plus légère et plus froide que celle de l'homme.

Dans son intérieur, on porte des pantoufles simples ou fourrées.

Ceintures.

On en fait usage dans plusieurs provinces de l'ouest et dans plusieurs contrées méridionales. Elles sont en étoffes souples et résistantes. Passées plusieurs fois autour de la taille, elles soutiennent les viscères du ventre et sont un point d'appui solide dans les mouvements énergiques et étendus.

Manteaux et paletots.

Dans nos climats, on se sert, pendant l'hiver, de deux autres vêtements, le manteau et le par-dessus ou paletot. Ils sont en drap et le plus souvent doublés en laine. On ne saurait trop en recommander l'emploi ; mais malheureusement ils sont chers, et par suite non accessibles à toutes les bourses. Dans les pays chauds, pour se garantir des ardeurs d'un soleil ardent, on a coutume de porter un large manteau de laine blanche, peu épaisse, douce et moelleuse.

Gants.

Ils maintiennent la chaleur et la souplesse de la peau. Ils sont en fil, en coton, en soie et surtout en peau.

De la femme.

Avant d'aller plus loin, arrêtons-nous un instant pour faire observer combien les vêtements des femmes leur sont nuisibles. Ouverts par la partie inférieure, ils permettent au froid et à l'humidité d'agir avec toute leur énergie. Aussi a-t-on cherché, et avec raison, à obvier à cet inconvénient par l'emploi des caleçons de toile, dont l'usage commence à se généraliser.

Corset.

Parlerons-nous des corsets approuvés par les uns et repoussés par les autres? Avant l'âge de la puberté, les jeunes filles n'en feront point usage, et lorsque plus tard elles s'en serviront, elles auront soin de peu les serrer. Ils seront soutenus par des baleines et non par des lames métalliques.

Jupes.

Les jupes s'attachent ordinairement au-dessus des hanches et les compriment plus ou moins. On pourrait l'éviter en les fixant au corset.

Robes.

Pour se préserver des maux de gorge et des maladies

de poitrine, les femmes devraient se revêtir toujours de robes montantes ou tout au moins faire usage de pèlerines, de fichus ou de châles.

Règles hygiéniques relatives aux vêtements de la nuit.

Lit.

Finissons ce chapitre en disant un mot du vêtement de la nuit, du vêtement de l'homme malade, c'est-à-dire du lit, dans lequel nous passons au moins le tiers de notre vie. Passons rapidement en revue les diverses pièces qui le composent. Les draps, destinés à absorber le produit de l'exhalation cutanée, seront en toile ou en coton, et renouvelés le plus souvent possible, au moins tous les mois. Le nombre et la qualité des couvertures varieront avec la température. En hiver, deux couvertures de laine seront nécessaires; au printemps et à l'automne, une de laine et une de coton; en été, une seule de coton peut suffire. Dans les grandes chaleurs, on se contente de simples draps. Les couvre-pieds, les édredons, les fourrures seront réservés pour les femmes frêles et délicates. Quant aux matelas, l'habitude, en France, est de les composer de laine et d'un peu de crin. C'est là un coucher doux et élastique; on peut cependant les remplir de balle d'avoine, de fougères, de goémons, etc. On s'abstiendra de couettes de plume, qui ont l'inconvénient de prendre facilement les émanations du corps et l'humidité. Pour maintenir la tête élevée, on fera usage de traversins et d'oreillers qui seront remplis de crin.

Les personnes jeunes et robustes se reposeront sur un coucher ferme et épais, et repousseront les édredons.

Les vieillards rechercheront les conditions opposées.

Les femmes auront besoin d'un lit plus doux, plus chaud, et d'un sommeil plus prolongé que les hommes.

COSMÉTIQUES.

Ce sont des substances qu'on applique sur la peau dans le but de lui conserver ses qualités ou de remédier aux altérations qui surviennent accidentellement ou par les progrès de l'âge. Dans les villes, on en fait une grande consommation ; mais, dans les campagnes, où la simplicité naturelle est encore en honneur, où la vérité ne cherche pas à se cacher derrière un masque de fard, les cosmétiques sont généralement négligés. Nous n'en citerons que trois qui, du reste, peuvent facilement remplacer tous les autres : 1° L'eau de Cologne, qui, composée de dix à douze huiles essentielles d'espèces différentes, stimule et active les fonctions de la peau ; 2° les savons. C'est le vrai cosmétique du peuple. On y ajoute des huiles essentielles pour faire les savons de toilette. Ils nettoient bien la peau sans l'irriter et servent à la barbe ; 3° enfin la poudre dentifrice, dont l'usage est de nettoyer les dents et d'enlever la mauvaise odeur de la bouche. La meilleure est composée de partie égale de quinquina et de charbon porphyrisés et mêlés.

Cosmétiques.

Leur influence.

Règles hygiéniques.

BAINS.

Les bains sont destinés à débarrasser la peau des souillures produites par l'exhalation cutanée ou par les corps étrangers qui s'y attachent. Ces souillures sont parfois considérables, et, pour ne parler que de l'exhalation, elle donne à elle seule par vingt-quatre heures 1,447 grammes de transpiration. La partie aqueuse de celle-ci disparaît par l'évaporation, et il reste adhérent à la peau un résidu composé de sels et d'une matière ani-

Bains.

male, laquelle contient de plus des produits morbifiques, lorsque l'individu qui la fournit est malade.

Influence des bains en général.

Les bains ont donc pour usage de nettoyer le corps des impuretés de tous genres qui s'y fixent.

Mais que se passe-t-il dans les parties plongées dans le liquide ? Comment celui-ci se comporte-t-il vis-à-vis d'elles ? Ces questions intéressantes ont été résolues par les savants, et dans l'état actuel de la science, on peut penser : 1° que l'homme plongé dans un bain à 32° ou 33° ne gagne et ne perd rien de son poids ; qu'il y a équilibre entre l'exhalation et l'absorption ; 2° qu'au contraire, au-dessus de 33° il perd de son poids, l'exhalation étant plus forte par suite du mouvement violent des liquides poussés vers la périphérie ; 3° et qu'enfin au-dessous de 33° son poids augmente, l'absorption de l'eau étant plus grande par suite du mouvement de concentration des liquides vers l'intérieur. C'est sur ce phénomène de l'absorption qu'est basée l'action des bains médicamentaux (bains de mer, etc.). Les substances qu'ils tiennent en dissolution pénètrent avec l'eau dans l'intérieur de nos tissus.

Ces trois divisions ont servi de base pour distinguer les bains en tièdes, chauds et froids.

Influence en particulier des bains tièdes.

Au point d'équilibre, c'est-à-dire à 32° ou 33°, l'eau ne fait guère éprouver aucune sensation, pas plus celle du chaud que celle du froid. C'est le bain tiède le bain calmant par excellence, celui qui convient aux enfants, aux vieillards, aux femmes, aux personnes nerveuses et aux convalescents ; celui que l'on doit préférer en automne, en hiver et au printemps. Cependant, il ne faut pas en abuser. Un bain tous les quinze jours en hiver, et tous les huit jours au printemps et en automne, est

Règles hygiéniques.

suffisant pour les adultes et dans l'état de santé. Son administration doit être accompagnée de certaines précautions. Ainsi, en sortant de l'eau, on aura soin de s'essuyer avec du linge chaud et de se coucher un peu, un quart d'heure, pour mieux pomper l'humidité et éviter le froid. Ces conseils seront surtout observés pour les enfants.

Des bains chauds.

Au-dessus du point d'équilibre, c'est-à-dire au-dessus de 32° ou 33°, les bains sont considérés comme chauds et produisent des effets plus ou moins violents, suivant leur plus ou moins haut degré de température. Si la chaleur n'est pas trop considérable, la peau commence d'abord par s'échauffer, le pouls devient fort et accéléré, la respiration précipitée. Il y a augmentation de l'exhalation pulmonaire et cutanée, et la sueur perçant de toute part la surface de la peau se répand en partie dans le liquide et en partie se réunit en gouttelettes pour ruisseler sur la face et les épaules... Mais si la chaleur devient plus forte, ou si on y reste longtemps exposé, la soif s'allume, une véritable fièvre se développe, et des congestions ne tardent pas à se faire dans les organes principaux, et même parfois des hémorrhagies cérébrales et souvent mortelles.

Règles hygiéniques.

Ces sortes de bains, qui sont très stimulants, ne se prennent que dans les saisons froides.

Puisque nous parlons des bains chauds, il convient de mentionner ici quelques bains spéciaux, dont l'action est basée sur leur haute température. Nous voulons dire :

Bains d'étuve sèche.

1° Les bains d'étuve sèche qui produisent au maximum l'exhalation pulmonaire et cutanée. C'est à cet excès d'exhalation qu'est due la possibilité de rester quelques instants soumis à une température voisine de 100° ;

Bains d'étuve humide. Bains de vapeur.

2° Les bains d'étuve humide. Bains de vapeur. On les

supporte difficilement à une haute température, parce que l'air est saturé de vapeur et que par suite la sueur ne peut pas se volatiliser;

Bains russes. 3° Les bains russes, qui consistent à se plonger dans une température sèche de 50 à 55°. La sueur ne tarde pas à inonder le corps, et pour la maintenir quelque temps on frictionne rudement la peau. Lorsque celle-ci est bien rouge, on l'asperge d'eau froide ou de neige, puis on l'expose de nouveau à la chaleur, etc.

Des bains froids. Au-dessous du point d'équilibre, c'est-à-dire de 32 ou 33°, les bains sont dits froids et entraînent des conséquences plus ou moins fâcheuses, suivant le degré de leur plus basse température. Ils occasionnent d'abord un frisson avec spasme général, un claquement des mâchoires et un sentiment de raideur dans tout le corps. La peau devient violacée, le pouls petit et moins fréquent. Les liquides sont refoulés vers l'intérieur, et des congestions ou même des hémorrhagies ont lieu. Cependant, tout ce désordre peut se calmer sous l'influence d'une réaction salutaire. Mais il n'en est pas de même si le froid se prolonge ou s'il devient plus intense La mort arrive alors par la paralysie des organes les plus essentiels à la vie. Aussi ces bains sont-ils débilitants. Toutefois, pris à une température de 25° à 30°, ils ont pour habitude de calmer la chaleur générale, de diminuer la transpiration et de donner du ton à l'organisme. Pour obtenir plus sûrement ces bons résultats, il est avantageux d'y joindre l'exercice de la natation. C'est là une des raisons pour lesquelles les bains de mer sont si salutaires. Il est vrai que les sels qu'elle contient, ainsi que le choc de la lame viennent ajouter leur action aux mouvements de la natation. Aussi ces bains de mer sont-ils

Règles hygiéniques.

recommandés, surtout aux personnes lymphatiques. Quoiqu'il en soit, les bains froids conviennent au tempérament sanguin. Ils sont également utiles aux femmes et même aux jeunes filles. Dans tous les cas, on ne doit en faire usage qu'en été, et autant que possible on y ajoutera l'exercice de la natation.

On pourra sans inconvénient en prendre deux ou trois par semaine. Leur durée ne devra guère dépasser dix à quinze minutes.

Nous croyons inutile de défendre le bain froid lorsque le corps est en sueur. Tout le monde sait que cette imprudence donne lieu fréquemment à des inflammations violentes et parfois mortelles. Il nous suffit de citer la fluxion de poitrine.

A côté de ce précepte nous en placerons un autre non moins important, et qui, quoiqu'il soit aussi vulgaire que le précédent, n'en est pas moins oublié chaque jour, malgré les terribles effets qui suivent sa violation. Nous ne saurions recommander avec trop d'instance de ne jamais se mettre au bain, quelle que soit sa température, immédiatement après le repas. Il faut attendre au moins trois heures si l'on veut éviter des indigestions violentes ou des syncopes mortelles, des congestions cérébrales graves ou des apoplexies foudroyantes.

Terminons ce chapitre en recommandant à l'administration de favoriser autant qu'il lui sera possible l'établissement de bains publics à bon marché. C'est le seul moyen d'en répandre l'usage, usage si utile à la classe ouvrière, surtout dans certaines professions. C'est pour cette classe, en effet, qui ne peut changer de linge de corps aussi souvent qu'il serait nécessaire, que les bains sont principalement utiles. Aussi, dans l'impossibilité de se procurer les avantages des bains, devra-t-elle avoir recours à de fréquentes ablutions, c'est-à-dire à de fréquents lavages. Les adultes pourront se servir de l'eau froide en toute saison. Pour les enfants, au contraire, l'eau sera tiède.

VIRUS.

Virus.
Influence sur l'homme.

Les virus sont des agents particuliers fournis par des maladies contagieuses, et qui jouissent de la faculté de communiquer celles-ci par leur contact avec la peau, soit saine soit surtout excoriée. Les maladies qui donnent naissance aux virus sont assez nombreuses. Nous ne ferons que les indiquer, et seulement pour avoir l'occasion de donner quelques conseils hygiéniques.

Rage.

En première ligne nous citerons la rage, dont le virus réside dans la salive.

Règles hygiéniques.

Le premier soin à donner à une personne mordue par un animal enragé est de cautériser fortement la plaie, après l'avoir fait saigner abondamment. On se hâtera ensuite de détruire l'animal enragé ou soupçonné l'être.

Scarlatine et rougeole.
Règles hygiéniques.

Les individus, surtout les enfants, qui ne les auraient pas eu, éviteront le contact des malades jusqu'après la complète desquamation, c'est-à-dire jusque versle vingt-cinquième jour de la maladie.

Variole.
Règles hygiéniques.
Vaccine.

Nous ferons ici la même recommandation. Mais il est contre cette affection cruelle un moyen certain de s'en garantir. C'est la vaccine qui en préserve ordinairement pour toute la vie. Cependant, dans ces derniers temps, quelques médecins ont conseillé par prudence les vaccinations qu'on pourrait pratiquer tous les douze à quinze ans.

Il faut éviter tout contact impur. Le premier et le meilleur préservatif cependant est d'incruster profondément dans le cœur de la jeunesse des sentiments de noblesse et de moralité, de vertu et de religion. Syphilis ou maladies honteuses. Règles hygiéniques.

C'est la même maladie. On se hâtera d'abattre les chevaux morveux ou farcineux, et on assainira les écuries. Morve et farcin. Règles hygiéniques.

On cautérisera promptement et profondément la partie malade, et on exécutera avec scrupule les réglements de police sanitaire qui ordonnent d'abattre les animaux atteints du charbon ou de pustule maligne, et de les enfouir dans la terre. Ces maladies sont en effet très contagieuses et pourraient être facilement gagnées par les ouvriers qui, dans leurs travaux, se serviraient des restes de ces animaux. Affections charbonneuses. Règles hygiéniques.

CHAPITRE II.

INGESTA.

Ce chapitre comprend les *Aliments*, les *Condiments*, et les *Boissons*. Ingesta.

ALIMENTS.

Ils sont fournis par le règne animal et le règne végétal. Mais avant d'entrer dans le cœur de la question et d'examiner la valeur de chaque substance alimentaire en particulier, il est nécessaire de poser quelques idées générales qui serviront à mieux faire comprendre le mode d'action de chaque aliment. Il est bon que nous sachions, en effet, que dans tout aliment il y a deux choses à considérer : 1° Le pouvoir nutritif; 2° et le degré de diges- Aliments.

tibilité. Il est bon que nous sachions encore que ces deux puissances dépendent des principes constitutifs des aliments, et que ces principes sont pour le règne animal : 1° L'albumine, la fibrine, la caséine; 2° la gélatine; 3° les matières grasses; 4° l'osmazôme ou extrait de viande.

Règne animal.

Pouvoir nutritif et degré de digestibilité.

L'albumine, la fibrine et la caséine sont plus ou moins digestibles, selon l'aliment qui les fournit et aussi selon la préparation culinaire à laquelle elles sont soumises.

La gélatine nourrit peu mais se digère bien.

L'osmazôme est de facile digestion et fort nutritif.

Les matières grasses ont un faible pouvoir nutritif en même temps qu'elles sont d'une digestibilité difficile. Cependant, chose remarquable, l'association de l'osmazôme, de la gélatine et des graisses en dissolution dans l'eau fournit un aliment excellent et connu sous le nom de *bouillon*. C'est ordinairement le bœuf qui sert à le préparer, et il est d'autant plus fort qu'il a bouilli plus longtemps et plus lentement. C'est le meilleur moyen pour obtenir de la viande tout son jus, car si elle est promptement saisie par un gros bouillon, tous ses principes immédiats restent emprisonnés dans son intérieur et fournissent une viande plus succulente; mais le bouillon est léger et peut devenir lourd, indigeste par sa trop grande proportion d'eau. Nous ne parlerons pas du thé de bœuf, très usité en Angleterre, et qui n'est autre chose qu'une infusion de viande, aliment nourrissant et d'une facile digestion.

Bouillon

Nous ne ferons aussi que mentionner les bouillons de poulet, de veau, de grenouilles et de colimaçons, qui tous nourrissent peu, mais sont assez faciles à digérer, quoique les deux premiers fatiguent assez vite l'estomac.

Le faible pouvoir nutritif de ces bouillons provient de la petite quantité d'osmazôme qu'ils contiennent.

Maintenant que nous connaissons le pouvoir nutritif et le degré de digestibilité des principes immédiats qui constituent les substances alimentaires animales, passons celles-ci en revue en commençant d'abord par les animaux qui fournissent la viande dite de boucherie. Nous examinerons ensuite la volaille, puis le gibier, le poissen, et nous terminerons ce chapitre par le lait et ses divers produits, et enfin par les œufs.

Des viandes de boucherie.

Si nous les plaçons dans l'ordre de leur digestibilité, nous trouvons le mouton, le bœuf, l'agneau, le veau, le porc. Cependant cette digestibilité est soumise à bien des conditions que nous allons mentionner, tout en signalant le pouvoir nutritif de la viande de ces divers animaux.

Leur digestibité est subordonnée

Aux conditions d'âge de l'animal.

Jeunes, ils sont faciles à digérer ; mais la plus faible proportion d'asmazôme qu'ils contiennent les rend peu nourrissants. C'est quand ils ont atteint tout leur développement, qu'ils réunissent au plus haut degré toutes les conditions de puissance nutritive et de plus grande facilité de digestion. Le porc fait exception. Il est toujours indigeste, à cause de sa grande quantité de graisse et de la dureté de sa chair.

Devenus vieux, ils conservent leur pouvoir nutritif, mais perdent de leur digestibilité. Ce qui est le résultat de la plus grande densité de leurs fibres.

De santé et d'alimentation.

Les animaux qui se portent bien et qui vivent en liberté, qui passent la journée dans de gras pâturages, et qui, la nuit, sont renfermés dans des étables salubres avec de bons fourrages, ceux-là ont une chair plus facile à digérer et bien plus nourrissante que ceux qui ne prennent pas d'exercice, qui ne quittent point leur étable. Il est vrai que ces derniers deviennent plus gras ; mais c'est là un résultat qui n'est point avantageux pour le consommateur, puisque nous avons vu que la graisse est indigeste et peu nutritive. C'est en effet le tissu charnu, musculaire, qui est de l'animal la partie la plus nourrissante et la plus facile à digérer.

Du genre de mort.

La viande de l'animal tué par abattage est de qualité supérieure à celle de celui tué par la saignée. La première conserve tout son sang dont la seconde est privée.

La viande trop fraîche est, règle générale, plus indigeste que celle plus ancienne. Elle se digère d'autant mieux qu'elle est plus voisine de la putréfaction ; cependant on ne doit point attendre celle-ci.

Du mode de préparation de l'aliment.

Le mode de préparation joue un grand rôle sur la digestibilité des aliments. Il est évident, en effet, que la viande grillée est préférable sous ce rapport à la viande bouillie : la première est cuite plus également et contient en elle-même tous ses sucs, tandis que la seconde a abandonné tous ses principes à l'eau qui la contient, et ne présente plus que la trame des tissus. Voici, au reste, dans l'ordre de leur digestibilité, les divers modes de préparations culinaires : 1° grillage ; 2° rotissage ; 3° hachis et cuisson à l'étuvée ; 4° cuisson à l'eau ; 5° cuisson au four ; 6° fricassée ; 7° salaison.

Pouvoir nutritif et degré de digestibilité de la volaille. Mêmes réflexions

Toutes ces observations sont également applicables à la volaille. Aussi nous contenterons-nous d'indiquer seulement les espèces en usage, et qui sont : 1° le poulet, qui est le plus facile à digérer ; 2° le dindon ; 3° le canard ; 4° l'oie. Ce dernier est le plus indigeste.

Du gibier. Mêmes observations.

Ces mêmes réflexions peuvent être faites en parlant du gibier qui, les oiseaux à longs becs exceptés, est de facile digestion. Les espèces sauvages, tuées à la chasse, sont plus nourrissantes et plus digestives encore que les autres, ce qui se conçoit facilement, le grand exercice qu'elles se donnent empêchant l'accumulation de la graisse et développant exclusivement la fibre musculaire. Cependant il faut en manger avec modération. Nous trouvons dans cette classe la perdrix, le faisan, le coq de bruyère, le chevreuil, le lièvre, le pigeon, le lapin, la bécasse.

Du poisson.

On fait usage d'un grand nombre de poissons, parmi lesquels nous citerons le merlan, la merluche, la morue fraîche, la sole, le carrelet, l'huître crue, les poissons d'eau douce, la truite, le brochet, le turbot, le saumon, le maquereau, l'huître cuite, le hareng, l'écrevisse, le homard, le crabe. La chaire de poisson étant composée de peu de fibrines, de moins encore d'osmazôme, et de beaucoup de graisse, est bien moins nourrissante que celle des autres animaux. Sous le rapport de la digestibilité, plus ils sont gros, plus ils sont indigestes. Le poisson salé est d'une digestion difficile, par suite de la condensation de ses fibres. Il en est de même de la friture. Le poisson frais lui-même a besoin d'une certaine quantité de sel pour faciliter sa digestibilité. La meilleure préparation est le grillage.

Du lait et de ses composés. Car il fournit

Précieux aliment, le lait est fréquemment employé par l'homme dans tous les âges de la vie; mais c'est principalement l'enfant qui vient de naître qui en a un besoin indispensable. Aussi la nature, toujours sage et prévoyante dans ses œuvres, a-t-elle donné à la mère la faculté de sécréter ce liquide avec des qualités différentes, mais appropriées à l'espèce particulière qu'il doit nourrir. C'est ainsi qu'il existe des différences entre le lait de femme et celui d'ânesse, entre celui de vache et celui de chèvre, etc. Mais le lait qui convient surtout à l'enfance n'est pas toujours bien supporté dans un âge plus avancé, et il n'est pas rare de voir son emploi suivi tantôt de diarrhée, tantôt, au contraire, de constipation. En général, le lait d'ânesse est plus digestif, mais moins nourrissant que celui de vache ; il en est de même pour celui de femme. Quant au lait de chèvre, il est souvent mal supporté. Quoiqu'il en soit, le lait bouilli est d'une plus facile digestion.

Soumis à diverses manipulations, le lait fournit 1° le lait non écrêmé ; 2° le lait écrêmé ; 3° la crême ; 4° le petit lait ; 5° le lait caillé ; 6° le beurre ; 7° le fromage ; 8° le fromage à la crême.

Le lait écrêmé et le non-écrêmé.

Toutes ces substances ne sont pas également digestives. Elles n'ont pas non plus le même pouvoir nutritif. Ainsi le lait écrêmé est plus facilement digéré que celui qui ne l'est pas ; mais en revanche il est moins nourrissant.

La crême.

La crême est plus indigeste que le lait.

Le petit lait.

Le petit lait est d'une digestion facile, mais il purge un peu.

Le lait caillé.

La caséine ou lait caillé passe souvent difficilement. Pour les estomacs robustes, c'est un bon aliment réparateur.

Le beurre.

Le beurre est un mélange de la matière huileuse du lait avec un peu de caséine et de petit lait. Pour en prévenir la décomposition, on y introduit du sel. Dans cet état, il est moins facilement supporté par les personnes délicates que le beurre frais.

Les fromages.

Le beurre provenant du lait écrêmé, uni à de la caséine coagulée, produit le fromage plus ou moins indigeste, selon l'espèce de lait qui l'a fourni. Il l'est moins, lorsqu'il provient du lait de vache.

Les fromages diffèrent selon la nature du lait employé, la proportion de crême battue et le mode de préparation. Ainsi, on distingue les fromages frais et non salés, comme ceux de Neufchâtel, qui sont doux, nourrissants et d'assez facile digestion; les fromages frais et salés, comme ceux de Brie, de Marolles, qui sont plus excitants; les fromages de Gruyère, de Hollande, de Chester, de Sassenaye, qui sont plus stimulants et plus indigestes; enfin les fromages mous, salés et fermentés. Nous citerons pour exemple celui de Roquefort, qui est extrêmement excitant.

Des œufs.

Quand l'œuf est frais, il est plus facilement digéré que lorsqu'il est altéré. Cru ou presque cru, il est très-nutritif et d'une digestion facile. A la coque, il est également bon; mais lorsqu'il est préparé au beurre, il est plus lourd et devient tout-à-fait indigeste lorsqu'il est dur.

Règne végétal.

Pouvoir nutritif et degré de digestibilité.

Les substances alimentaires végétales contiennent trois éléments importants, que l'on nomme : Fibrine végétale (ou gluten), albumine végétale et caséine végétale. Ces éléments correspondent à ceux du même nom dans le règne animal et remplissent le même rôle. Les mêmes réflexions leur sont applicables.

Sous le rapport du pouvoir nutritif et du degré de digestibilité des substances végétales, on peut dire qu'elles sont d'autant plus nutritives qu'elles contiennent plus de fibrine ou gluten, et d'autant plus indigestes qu'elles contiennent plus de ligneux, c'est-à-dire de tissu végétal inerte.

Des céréales.

En tête de ces substances végétales alimentaires, nous

devons placer les céréales. Elles sont nombreuses et importantes, et, pour le prouver, nous citerons le froment, le seigle, l'orge, l'avoine, le riz, le maïs, la farine de sarrasin (blé noir), la farine de pois, etc.

Pain. C'est avec la farine des céréales qu'on fait le pain, cet aliment si nécessaire à la nutrition et si généralement employé, le pain, dont la fabrication assez compliquée doit nous arrêter un instant. Ce n'est pas toujours chose facile que de le bien faire, et il est nécessaire, pour réussir, d'avoir de l'expérience et de l'habitude. La panification comprend, en effet, les opérations de 1° l'hydration, qui consiste à pénétrer d'eau toute la masse de farine ; 2° le pétrissage, dont le but est de répartir l'eau également ; 3° la fermentation, qui est le résultat de l'action du levain et qui donne lieu à un dégagement de gaz, lesquels viennent boursouffler la pâte et rendre la mie légère ; 4° l'apprêt, qui consiste à façonner la pâte en pain et à la laisser ainsi quelque temps sous l'influence de la fermentation ; 5° la cuisson, c'est-à-dire l'action de faire cuire le pain dans des fours dont la température uniforme est ordinairement de 300 degrés. Toute cette chaleur n'agit pas entièrement sur le pain. C'est ainsi que la mie n'arrive qu'à la température de 100 degrés, et la croûte à celle de 200 degrés. La durée du séjour au four est de 60 minutes pour les pains de 4 kilogrammes, arrondis, et de 36 à 40 minutes pour ceux de 2 kilogrammes, fendus.

Le pain, aliment si précieux, peut devenir nuisible dans certaines circonstances. Il est, en effet, toujours indigeste, quand on le mange frais et encore chaud, ou quand on l'avale trop rapidement, ne lui donnant pas le temps de s'imprégner de salive, ou enfin quand la mie est compacte, ce qui indique un défaut de cuisson.

Le pain de farine de froment est fort nourrissant et d'une très-facile digestion. Froment

Cette farine sert encore à faire des bouillies pour les enfants. C'est une bonne préparation dont on n'abusera cependant pas dans la crainte de fatiguer l'estomac.

Les pâtisseries sont faites aussi de farine de froment et de beurre, malaxés et cuits à des degrés divers. Toutes sont lourdes, et il sera bon de s'en abstenir.

Il existe, sur les bords de la mer Noire, une sorte de blé appelé grano-duro et dont la farine sert à faire le vermicelle et le macaroni. Ces deux aliments sont constitués par une pâte non levée, non cuite et durcie à l'air. Ils sont nourrissants. Le vermicelle est plus digestif que le macaroni.

On en fait un pain dense, brunâtre, d'un goût agréable, nourrissant, mais que tous les estomacs ne peuvent pas supporter. Mêlé avec du froment, le seigle fournit un pain plus nutritif encore et qui est plus employé dans les campagnes que le pain de froment pur. Seigle.

Le pain d'orge est brun-violacé, indigeste et peu nourrissant. Orge.

Le pain d'avoine est moins digestif que celui de froment ; cependant le gruau, qui est la semence d'avoine dépouillée de ses enveloppes, est nourrissant et de facile digestion. Aussi en mange-t-on beaucoup à la campagne sous la forme de bouillie et en donne-t-on aux enfants en potage avec du lait. C'est pour eux une bonne alimentation. Avoine.

Cuit simplement dans l'eau, il sert de nourriture à la moitié du globe. Le pain qu'on en pourrait faire est assez Riz.

indigeste. Cependant les crêmes de riz sont excellentes et conviennent beaucoup aux convalescents.

Maïs.

Il est employé sous forme de bouillie et de gâteaux. Ces aliments sont nourrissants ; mais la farine étant peu susceptible de lever, le maïs est rarement employé pour la fabrication du pain, qui est toujours sec et croquant.

Farine de sarrazin. (Blé noir.)

Très-usitée dans beaucoup de campagnes, on l'emploie surtout en galettes et en bouillie, car le pain de blé noir, quoique assez nourrissant, est fort indigeste.

Farine de pois.

Difficile à digérer, elle a un pouvoir nutritif assez considérable. On s'en sert comme légume ou pour épaissir les soupes, surtout à bord des vaisseaux.

Farine de châtaigne.

Cuite, elle fournit un aliment sain et nourrissant; aussi est-elle beaucoup employée dans le Limousin, le Périgord et la Corse. La farine des céréales fournit des produits nombreux et fort estimés : c'est l'amidon, tiré du blé, c'est l'arrow-root, la fécule de pommes de terre, le tapioca, le sagou, le salep. Toutes ces fécules sont employées en potage et fournissent une alimentation substantielle et cependant légère.

Parmi les substances végétales alimentaires, il nous reste encore à examiner les herbes potagères et les fruits.

Les herbes potagères se divisent en plusieurs groupes, sur lesquels nous devons nous arrêter quelques instants.

Pouvoir nutritif et degré de digestibilité des herbes potagères parenchymateuses.

1° *Herbes potagères parenchymateuses.* — Ce groupe contient un assez grand nombre de substances fort importantes, parmi lesquelles nous citerons : le cardon, la scorsonère, l'artichaut, l'asperge, le chou-fleur, les espèces de laitue, le celleri, les diverses espèces de choux, la carotte, le navet, le panais. Toutes ces substances ne sont pas également nutritives ni digestives. C'est ainsi que le cardon, la scorsonère, l'artichaut cuit et l'asperge fournissent un aliment nourrissant et léger ; c'est ainsi que le chou-fleur et la laitue cuite sont d'une digestion facile, mais sont peu substantiels ; c'est ainsi que le celleri cuit, les choux et surtout la choûcroute, la carotte, le navet et le panais contiennent peu de principes réparateurs et sont encore lourds pour l'estomac. Les choux donnent lieu souvent à des coliques avec dégagement de gaz.

Parmi ces herbes potagères, il en est trois qui se mangent parfois à l'état de crudité. Ce sont l'artichaut, la laitue et le celleri. Ils sont alors fort indigestes.

Des herbes proprement dites.

2° ***Herbes proprement dites.*** — Nous trouvons ici la chicorée, l'oseille et les épinards. Leur pouvoir nutritif est presque nul, et, sous le rapport de leur digestibilité, les épinards et la chicorée passent vite, mais l'oseille est excitante.

Des herbes légumineuses.

3° ***Herbes légumineuses.*** — Leur action est bien différente, selon qu'on les envisage à l'état vert ou à l'état de maturité. Lorsqu'elles sont jeunes et tendres, on les nomme pois verts, haricots verts, haricots flageolets, fèves nouvelles ; elles sont alors excellentes et fournissent, par la cuisson, un aliment nourrissant et léger ; mais lorsqu'elles sont parvenues à l'état de maturité, alors qu'on les appelle haricots, lentilles, pois, fèves, elles se digèrent mal et produisent des gaz dans les intestins. Pour éviter ces inconvénients, on les prend à l'état de purée ou associées à la viande.

Des pommes de terre, Champignons.

4° *Pommes de terre, champignons.* — La pomme de terre est un aliment précieux et dont on fait un grand usage, surtout dans les campagnes. Dans les temps difficiles, on pourrait, en la mêlant avec un peu de farine de froment, en faire un pain agréable et bien nutritif. Mais ce n'est pas sous cette forme qu'on la mange ordinairement. On la fait frire ou cuire dans l'eau ou à l'étuvée. Elle est toujours nourrissante et facile à digérer, d'autant plus cependant qu'elle est plus farineuse et plus mûre.

Quant aux champignons, ils sont aussi nourrissants, mais très-indigestes. Les truffes le sont encore davantage.

Des salades.

5° *Les salades.* — Avant de passer aux fruits, disons un mot des végétaux qui se mangent crus et que l'on désigne sous le nom de salades. Ce sont : la laitue et ses variétés, la chicorée, la mâche, le céleri, le cresson de fontaine, le cresson de jardin. On les assaisonne ordinairement avec de l'huile, du vinaigre, du sel, du poivre et par fois un peu d'ail dans le but de rendre leur digestion plus facile. Il n'y a guère, en effet, que les estomacs forts et robustes qui puissent les bien supporter. Les salades sont aussi bien peu nourrissantes. Nous en dirons autant de la concombre et du radis, surtout du radis noir. La concombre cuite passe moins difficilement.

Des fruits.

A part les noix, qui sont d'autant plus indigestes qu'elles sont plus vieilles, à part les pommes et les poires crues, tous les autres fruits sont nourrissants et de facile digestion, lorsqu'on les mange avec modération et à l'état de maturité. Nous ne ferons que les citer :

Raisins. — C'est un fruit fort agréable et rafraîchissant. On le présente aussi sur les tables à l'état de raisin sec. C'est surtout celui du midi qui sert à cet usage.

Oranges. — Elles sont délicieuses et rafraîchissantes

quand elles proviennent des pays chauds. On en fait de l'orangeade.

Citron. — A cause de son acidité, on n'en fait guère que de la limonade. On s'en sert aussi comme assaisonnement.

Fraises et framboises. — L'estomac les supporte bien. Les framboises sont plus douces que les fraises.

Groseilles. — On ne doit en manger qu'avec modération.

Pommes et poires. — Celles qui sont douces sont préférables. On doit les manger à l'état de cuisson. Autrement elles sont difficiles à digérer.

Prunes. — Bien mûres, elles sont fort agréables. Elles le sont également lorsque, desséchées, on les fait cuire.

Abricots, pêches. — Ils sont d'autant plus légers pour l'estomac qu'ils sont plus sucrés.

Melon. — Il doit être en parfaite maturité.

Figues. — Elles relâchent assez souvent les intestins.

Châtaigne. — Bien cuite, c'est un aliment agréable.

Noix. — Nous avons déjà dit qu'elles étaient toujours plus ou moins indigestes.

CONDIMENTS.

Les condiments sont des substances que l'on mélange avec les aliments pour en faciliter la digestion ou pour en rendre le goût plus agréable. Ils agissent tous en excitant le tube digestif, que plusieurs d'entre eux irritent même et enflamment. *Condiments. Leur influence. Règles hygiéniques propres à chacun d'eux.*

Nous placerons en tête le sucre de canne, qui est le seul en usage. Il est fourni par la canne ou la betterave. *Sucre.*

Son emploi est extrêmement répandu et ne saurait nuire, à moins qu'on ne le prenne en très grande quantité et sans être suffisamment étendu de liquides. Dans ce cas, en effet, les sucs de l'estomac ne peuvent pas le dissoudre et il excite alors cet organe.

Mélasse. Miel.

La mélasse et le miel se digèrent plus difficilement encore et sont même un peu laxatifs.

Sel.

Le sel est indispensable pour l'accomplissement de l'acte de la digestion, et doit être pris en quantité d'autant plus notable que les aliments sont plus difficiles à digérer. On a constaté que sa privation déterminait la faiblesse, la langueur, la pauvreté du sang et même la mort. Cependant, il serait également nuisible d'en prendre en trop grande proportion, car on serait bientôt atteint de soif, d'irritation et même d'inflammation d'estomac. La quantité qu'il convient de prendre dans les vingt-quatre heures est de douze à trente grammes, mélangés aux aliments.

Vinaigre. Jus de citron.

Pris purs ils sont nuisibles, irritent l'estomac et font naître des maladies qui entraînent la maigreur. C'est donc une funeste pensée que celle qui pousse les personnes qui se croient trop grasses à boire du vinaigre pur dans le but de perdre une partie de leur embonpoint. Elles n'y arrivent qu'au détriment de leur santé, parfois compromise ainsi pour le reste de leurs jours. En petite quantité et mêlée aux sauces et aux mets, ils en relèvent le goût et en facilitent la digestion. Ils sont surtout indiqués dans les cas où les aliments auraient subi un commencement de putréfaction. Ils en neutralisent l'action nuisible sur l'économie.

Poivre, etc.

Le poivre, le poivre long, le bétel, le piment, sont

des substances fort irritantes et dont on n'usera qu'avec une grande modération.

Les feuilles de laurier, le genièvre, la badiane, sont moins excitants. Il en est de même du girofle, de la canelle, de la noix muscade et du macis. Laurier, etc.

La moutarde, le cachléaria, le raifort, sont des condiments assez énergiques et dont on ne devra point abuser. Nous plaçons sous la même réserve l'ail, l'oignon et la ciboule. Moutarde, etc.

La vanille, la menthe, les écorces d'orange et de citron sont beaucoup moins énergiques et aromatisent fort agréablement les mets. Vanille, etc.

Le cachou, la noix d'arèque, les fruits amers, ne sont pas nuisibles. Cachou, etc.

Ils sont ordinairement employés avec le vinaigre, et dans ce cas servent à neutraliser en partie sa violence. En pénétrant les aliments ils les rendent plus sensibles à la cuisson. Huileux.

Nous citerons, en finissant cette longue énumération, le piment, le gingembre, le bétel et le tabac, qui ne sont jamais utiles. Piment, etc.

CONSERVATION DES SUBSTANCES ALIMENTAIRES.

Les substances alimentaires ne sont pas toujours employées aussitôt qu'elles sont enlevées à la vie qui leur est propre. Il se passe souvent un temps plus ou moins long, pendant lequel elles peuvent se détériorer. Il était donc nécessaire de trouver des moyens de les conserver, et plusieurs procédés ont été expérimentés. Ils ne sont Conservation.

pas tous également bons. Aussi ne citerons-nous que ceux qui sont véritablement utiles.

De la viande. A leur tête nous devons placer le procédé Appert, qui consiste à introduire la viande ou tout autre aliment dans des boîtes de verre ou de fer-blanc, hermétiquement fermées, et que l'on expose ensuite pendant quelque temps au bain-marie à une température de soixante-quinze à cent degrés. Ces boîtes ont pu passer la ligne, séjourner un certain temps dans les régions tropicales, être exposées longtemps dans les glaces polaires, et, ouvertes après seize ans, elles ont rendu des viandes excellentes, et qui avaient conservées toute leur fraîcheur. Il en est de même pour tout autre aliment.

Parmi les autres moyens de conservation, nous signalerons seulement le *boucanaye*, qui consiste à faire sécher la viande à la fumée après l'avoir salée, et la *salaison*, opération dans laquelle on impreigne de sel la viande fraîche et coupée par morceaux, pour que le sel puisse agir plus complétement. Il faut avoir soin que la viande soit entièrement couverte de saumure.

Ces deux préparations donnent une viande nourrissante mais indigeste.

Du lait. Un excellent moyen pour le conserver, c'est de le faire évaporer entièrement. Quand on veut s'en servir, on ajoute les trois quarts d'eau.

Du beurre. Nous trouvons ici trois procédés :

1° On le lave à grande eau, puis on l'enveloppe de glace ;

2° On le fait fondre au bain-marie. Il est fâcheux que dans cette préparation il perde son arôme ;

3° Enfin la salaison, qui se pratique surtout en Bretagne et en Normandie. C'est le meilleur moyen de conservation. Le beurre garde toute sa saveur fine et agréable.

Pour les bien conserver, il faut les tenir plongés dans l'eau de chaux. Des œufs.

Pour préserver les farines de tout accident, il faut les maintenir dans une grande sécheresse et ne les renfermer que dans des greniers larges, grands, aérés et exempts d'humidité. Pour les grains, on aura soin de ne les emmagasiner que lorsqu'ils seront bien sains et bien secs. Des fécules.

Pour le pain, on le conservera dans un lieu qui ne sera pas trop humide, parce qu'il se couvrirait de moisissures, ni trop sec, car, par l'évaporation de l'eau qu'il contient, il devient dur tout en perdant beaucoup de son poids. C'est ainsi qu'un pain de deux kilogrammes perd en un jour quarante-cinq à soixante-dix-sept grammes de son poids, et en deux jours quatre-vingts à cent grammes. Du pain.

Le meilleur moyen pour les plantes légumineuses, c'est le procédé Appert. Des légumes.

Pour conserver les carottes, les betteraves, les navets, on en coupe le collet et on les place dans un lieu frais, mais pas trop humide. Les bulbes d'oignon et d'ail, ainsi que les choux, se mettront également dans les caves. Des carottes, etc.

On ne doit manger que le morille et le mousseron, qui sont des champignons de couche. Ils se décomposent facilement et deviennent alors vénéneux. Aussi, après trois ou quatre jours, faudra-t-il toujours les jeter. Des champignons.

Pour les empêcher de geler, on les entoure de papier de soie. Des truffes

Les abricots, les poires, les figues, les prunes, les raisins se conservent par la dessication. La cerise, la groseille, la fraise, etc., se cuisent et se confisent au Des fruits.

sucre. Pour les fruits rouges, on en fait des confitures ou des gelées.

DU RÉGIME.

Régime. Influence du régime quantitatif.

Nous l'envisagerons sous le rapport de la quantité et de la qualité.

Relativement à la quantité, il agit différemment, selon qu'il est surabondant ou insuffisant. Dans le premier cas, il augmente la masse et la richesse du sang, il donne de l'embonpoint, mais continué sans prudence il peut occasionner des congestions et même des apoplexies. Dans le second cas, au contraire, on observe des phénomènes opposés : C'est la faiblesse et l'amaigrissement, c'est la pâleur de la peau et la pauvreté du sang, bientôt suivies des hydropisies, du scorbut et même du développement des scrofules et des maladies de poitrine.

Lorsque ce régime insuffisant vient frapper une population entière, on dit qu'il y a *disette*.

Ses effets sont déplorables. Les maladies sont augmentées, la mortalité est plus grande et conserve même cette proportion après la cessation de la misère publique. Le nombre des naissances éprouve aussi une diminution sensible dans ces temps de calamités.

Nous venons d'indiquer les conséquences sur l'homme du régime surabondant et du régime insuffisant. Parfois il est encore soumis à la privation des aliments, *diète*. Il ne peut la supporter longtemps. Il est bientôt atteint de violentes inflammations de l'estomac et des intestins, et succombe au milieu d'un affreux délire.

Avec ces données, il est facile de comprendre l'influence du régime quantitatif sur les populations, et on ne sera pas surpris de voir la vie être plus longue de douze ans dans les départements riches que dans les départements pauvres. La taille y est aussi plus élevée et les naissances plus nombreuses

Influence du régime qualitatif.

Mais le plus souvent ce n'est pas tant le régime quantitatif qui agit sur l'homme que le régime qualitatif. C'est cette seconde influence que nous allons examiner. Sous le rapport de la qualité, le régime peut être animal, végétal ou mixte.

Le régime animal, qui consiste à faire usage presque exclusivement de viande, agit comme le régime surabondant. Il stimule les organes avec énergie, augmente la force du sang et donne lieu à des congestions.

Le régime végétal ou l'alimentation purement végétale entraîne à peu près les mêmes conséquences que le régime insuffisant. Il produit des maux d'estomac, des vents, des vers intestinaux. Assez souvent l'hydropisie en est la suite.

C'est ce régime que les catholiques observent pendant le Carême, et qui consiste à ne faire usage que de végétaux, de lait, de beurre et de poissons. Ils ne font que deux repas : une collation vers midi, consistant en légumes cuits à l'huile, et un dîner, où il est permis de manger du lait, du beurre et du poisson. Ce régime du Carême n'est pas toujours bien supporté, et on est souvent obligé de le modifier à cause des maux d'estomac qu'il occasionne.

Règles hygiéniques relatives.

Ces deux régimes ont donc de graves inconvénients, lorsqu'on se soumet exclusivement à l'un d'eux. Aussi est-il sage et prudent, est-il même nécessaire de les mélanger et de faire usage d'un régime mixte, dans lequel on emploie simultanément les substances animales et les substances végétales. Il faut les varier et en prendre en quantité modérée. En cela cependant on consultera l'âge.

A l'âge. Pendant la première année le lait maternel doit suffire à l'enfant, et ce n'est que peu à peu qu'on y ajoutera des aliments plus solides. A cette époque de la vie, les repas seront multipliés, mais peu abondants. On aura soin d'éviter les stimulants

Le régime mixte convient surtout à l'âge adulte, à cet âge où on commet si souvent des écarts de régime, et où on mange beaucoup plus qu'il n'est nécessaire. On peut, en effet, vivre en parfaite santé et parcourir une longue carrière en prenant beaucoup moins de nourriture qu'on ne le fait généralement. Il nous suffira pour le prouver de transcrire ici la quantité et la qualité des aliments que consomme par jour un cavalier de l'armée, homme robuste et dans la vigueur de l'âge :

Viandes fraîches	125	grammes.
Pain de munition	750	—
Pain blanc de soupe . . .	516	—
Substances légumineuses .	200	—

Cependant ces proportions doivent être modifiées suivant le degré d'activité musculaire de chacun. Il est évident que l'homme de cabinet ne peut pas être soumis au même régime que le charpentier et le terrassier. Ceux-ci se souviendront que pour conserver leurs forces ils auront besoin d'une alimentation animale soutenue. Ils pourront ainsi faire le double de besogne et sans fatigue. En général, l'ouvrier français ne consomme pas assez de viande, cependant un kilogramme de viande lui vaut trois kilogrammes de bon pain.

Quant au vieillard, il sera sobre et choisira des aliments de facile digestion. Un peu de vin généreux ne saurait lui nuire, et après ses repas il aura soin de se livrer à un exercice modéré.

La femme, par la nature de ses occupations, fatiguant moins que l'homme, aura besoin d'une nourriture moins abondante et moins substantielle. Au sexe.

L'homme soumis à une température élevée se nourrira plus particulièrement de végétaux. La température basse entraînera la nécessité d'une alimentation plus animale. A la saison.

Les habitudes de chacun devront aussi être respectées autant que possible. Aux habitudes.

Nous n'avons plus qu'un mot à dire concernant les repas, et nous aurons fini ce chapitre.

Régle générale, il convient de laisser entre chaque repas du jour un intervalle de cinq à six heures, et de n'en faire que deux principaux. L'un vers onze heures ou midi, et le second vers cinq ou six heures. Cependant il convient de prendre le matin en se levant, ou une heure après, un peu de bouillon, de soupe, de chocolat, de café ou de lait. Entre les deux principaux repas on peut aussi, si le besoin s'en fait sentir, manger un peu de pain et de confiture ou de fromage, etc. Il est presque superflu d'ajouter qu'il faut boire pendant les repas pour humecter les aliments, qu'il faut les bien mâcher pour les rendre plus digestifs, qu'il faut manger ni trop vite ni jusqu'à satiété. Aux heures des repas.

Après les repas, on évitera les travaux de l'intelligence. Il serait même prudent de prendre un peu d'exercice, et, dans tous les cas, de ne se mettre au lit que trois à quatre heures après avoir mangé.

BOISSONS.

Boissons.

Les boissons par l'eau qui en forme la plus grande proportion, ont pour usage général de délayer les aliments dans l'estomac et de remplacer dans l'économie les liquides perdus par les excrétions (sueur, urine, etc.). Quelques-unes d'entre elles contiennent aussi des principes qui agissent comme les condiments, en excitant légèrement l'estomac, et par suite en facilitant la digestion des substances alimentaires (vin, bière, etc.).

On a divisé les boissons en aqueuses, en alcooliques, en aromatiques et en acides.

Boissons aqueuses.

Au chapitre des eaux (page 55) nous avons donné les caractères de l'eau potable. Nous n'y reviendrons pas ici.

Eau potable. Ses caractères.

Mais on n'a pas toujours à sa disposition de l'eau convenable. Dans bien des circonstances elle n'est pas pure. Elle renferme des matières étrangères dont il est nécessaire de la purifier.

Sa purification.

Pour y parvenir, plusieurs procédés ont été mis en usage. Ainsi : 1° la filtration à travers le sable très fin ; 2° la filtration à travers le charbon, ou enfin 3° la combinaison de ces deux moyens ; on place à cet effet une couche de charbon entre deux couches de sable très fin ; 4° on peut encore employer l'ébullition, après laquelle l'eau sera soumise à l'aération par le battage à l'aide d'une vergette de bois, aération qui peut aussi être obtenue à l'air libre en faisant monter l'eau à une certaine hauteur et en la laissant tomber ensuite sous forme de pluie. Ce procédé de l'ébullition est surtout convenable lorsque l'eau contient des sels calcaires. Ceux-ci se déposent sur les parois du vase par le refroidissement.

Mais il est des circonstances dans lesquelles on n'a pas à sa disposition les moyens de dépuration. Il en est même où l'eau manque tout-à-fait. C'est ce qui arrive dans les longs voyages sur mer. On en serait privé si on n'avait la précaution d'en faire une ample provision, et ceci nous mène à parler des moyens de conservation des eaux. A bord des navires on la met, pour éviter son altération, dans des tonneaux de bois carbonisés à l'intérieur. C'est un bon moyen, cependant il serait préférable de se servir de tonneaux ou de vases en fonte. Mais dans aucun cas on ne devra employer pour cet usage les vases de plomb à cause des empoisonnements qui peuvent en être la suite, ni les tonneaux de bois parce que l'eau s'y corrompt promptement. Sa conservation.

Maintenant que nous connaissons les caractères de l'eau potable, les moyens de la purifier et de la conserver , voyons quelle peut être son influence sur l'homme. Prise en grande quantité elle distend l'estomac, le fatigue et peut donner la diarrhée. Prise en trop petite quantité elle ne répare pas les pertes faites par les excrétions, le sang devient épais et la soif intolérable, au point d'être suivie d'une mort prompte. L'eau, bue à la température de la glace lorsque le corps est en sueur, occasionne un frisson général, qui souvent est l'annonce de congestions internes ou d'inflammations des organes principaux. On est souvent frappé de fluxions de poitrine. Quand l'eau est chaude elle ne produit pas des conséquences si graves, mais elle ne désaltère pas, elle stimule les organes et pousse à la sueur. C'est un excellent sudorifique. Pour prévenir ces accidents, il faut Son influence.

Règles hygiéniques.

s'abstenir de boissons froides lorsqu'on est couvert de sueur, ou tout au moins ajouter à l'eau du sucre ou du vin. On aura la précaution de boire à petites gorgées et de retenir le liquide dans la bouche pendant quelques instants. On ferait bien aussi de manger un peu de pain, de biscuit ou de chocolat.

De ce qui précède nous devons aussi tirer cette conclusion, que l'homme doit boire une certaine quantité d'eau à une température modérée. Cette quantité sera d'un litre au moins pour vingt-quatre heures, à la température de dix à quinze degrès.

Boissons alcooliques ou fermentées. 1° Vins. Leur influence.

Le vin est le produit de la fermentation du jus de raisin. Il contient un grand nombre de principes, parmi lesquels domine l'alcool, qui est de huit à vingt-quatre pour cent. C'est la différence de proportion de ces principes qui constitue les variétés de vins. On les distingue : 1° En spiritueux remarquables par la quantité d'alcool. Ceux-ci sont dits sucrés, comme le Frontignan, le Lunel, le Malvoisie, le Grenache, l'Alicante ; ou bien secs, comme le Madère, le Xérès, etc. Ils facilitent la digestion et sont bien supportés, surtout les derniers étendus d'eau ; 2° En vins âpres. Ce sont les vins de Bordeaux, de Bourgogne, du Rhône, du Languedoc, etc. Moins riches en alcool que les précédents, ils offrent en vieillissant un arôme, un bouquet fin et délicat. Ils sont toniques et conviennent, le Bordeaux, aux convalescents, parce qu'il est moins excitant ; et le Bourgogne pour l'usage ordinaire des bien portants. 3° En vin acide. C'est celui qui est récolté dans les pays froids, c'est celui que fournissent les environs de Paris. Il ne contient que cinq, six et sept pour cent d'alcool, mais en revanche il est riche d'acide. Ce vin est fort mauvais ; il fatigue et irrite l'estomac. 4° En vins mousseux. Ordinairement blancs, ils ont été mis en bouteilles avant la fin de la fermentation. Ce sont les vins de Champagne, que l'on imite aussi sur les bords du Rhin et en Franche-Comté. Ils renferment peu d'alcool. Cependant ils sont stimulants. Il est vrai qu'ils portent vite au cerveau, mais leur action sur cet organe disparaît promptement.

Règles hygiéniques relatives.

Comme nous l'avons dit, dans les circonstances ordinaires de la vie, on doit faire usage préférablement des vins de Bordeaux ou de Bourgogne. On ne se servira des autres espèces que dans des cas exceptionnels, et en petite quantité. L'emploi du Bourgogne lui-même sera subordonné aux conditions d'âge, de sexe, de constitution, de climats et de saisons.

A l'âge.

Les enfants en boiront peu ou même pas du tout.

Les adultes pourront, à l'heure des repas, en prendre deux cents grammes environ, mélangé avec de l'eau dans les proportions de deux tiers d'eau pour un tiers de vin.

Les vieillards pourront sans inconvénient en augmenter un peu la dose.

Au sexe.

Les femmes, par suite de leur vie moins active, peuvent facilement s'en passer. Il faut cependant suivre leur habitude sur ce point.

A la constitution.

Le vin est plus utile au tempérament lymphatique qu'au tempérament sanguin.

Aux climats et saisons.

Lorsque l'on est soumis à une basse température, il est nécessaire de faire usage du vin pour lutter contre le froid. Pendant la saison chaude on peut s'en abstenir.

Les vins peuvent être malades.

Les vins, si utiles quand on en use avec modération, peuvent devenir tres nuisibles lorsqu'ils sont malades ou falsifiés.

Les maladies du vin se réduisent à deux : 1° La graisse, qui frappe surtout les vins blancs, tels que le Champagne et le Bourgogne ; dans ce cas le vin file comme de l'huile et devient indigeste ; 2° l'acescence, maladie plus commune et qui transforme le vin en acide acétique (vinaigre). Il produit tous les effets du vinaigre.

Ou falsifiés.

Les falsifications du vin sont plus nombreuses. Parfois on se contente de mélanger ensemble diverses espèces, ou bien d'y ajouter de l'eau, de l'alcool ou des matières colorantes, du sucre, etc. Mais d'autres fois ces pratiques, toujours criminelles, peuvent devenir bien plus funestes aux consommateurs. C'est lorsque l'on y a mis de l'alun, qui le rend irritant ; de la craie, qui le rend indigeste ; de la litharge, qui donne lieu à des empoisonnements.

2° Bière. Influence. Règles hygiéniques.

C'est l'infusion du Malt (orge germé et légèrement torréfié) mêlée à l'infusion de houblon, et auxquelles on fait éprouver la fermentation alcoolique. Les bières de France contiennent deux fois et demie leur volume d'acide carbonique, et seulement deux à trois pour cent d'alcool. Celles d'Angleterre donnent six un tiers d'alcool. C'est une boisson un peu stimulante, saine, nourrissante même, et que son bas prix rend précieuse pour la classe peu aisée. Malheureusement elle n'est pas toujours bien supportée par l'estomac.

3° Cidre et 4° Poiré. Leur influence. Règles hygiéniques.

C'est le jus de pommes ou de poires écrasées et abandonnées à la fermentation. Mis en bouteille avant la fin de cette opération, ils deviennent mousseux. Ils contiennent beaucoup d'acide. Le poiré est plus riche en alcool. Ils ont l'inconvénient d'occasionner très souvent le dévoiement ; aussi sera-t-il bon de s'en abstenir habituellement.

Nous avons vu que dans ces différentes espèces de boissons fermentées, il existait entre autres matières un principe alcoolique, variable de huit à vingt-quatre pour cent dans les vins. C'est surtout ce principe qui agit sur l'économie, et dont l'action est subordonnée à la dose à laquelle on se soumet. En quoi consiste-t-il et quelle est son influence sur l'homme ? Telles sont les deux questions qui nous restent à examiner.

5° Eau-de-vie alcool Esprit de vin.

C'est le produit de la fermentation de diverses substances, telles que les raisins, les grains, les pommes de terre, etc. Les eaux-de-vie faites avec ces différents produits ne sont pas également bonnes. Les meilleures sont celles de raisins, et parmi celles-ci la plus estimée et la plus saine est celle qui est le résultat de la distillation des vins du midi.

Son influence.

Prise en quantité modérée et coupée avec de l'eau, l'eau-de-vie est un bon tonique, qui stimule l'estomac, facilite la digestion, réchauffe l'organisme, excite l'énergie, relève le courage abattu et ouvre l'intelligence.

Mais, malgré ces avantages, il est cependant bon de ne pas prendre habituellement l'eau-de-vie ni pure, ni même étendue d'eau, car l'estomac se fatigue promptement, s'irrite et s'enflamme. Aussi, doit-on lui préférer pour l'usage ordinaire les vins de Bordeaux ou de Bourgogne, qui jouissent des mêmes avantages et ne présentent pas les mêmes inconvénients.

C'est surtout lorsque l'eau-de-vie est prise à trop forte dose que son influence devient nuisible. On ne tarde pas alors à observer les phénomènes de l'ivresse : La face rougit, l'œil est morne et fixe, la parole est embarrassée, la marche chancelante, les idées incohérentes. Qui n'a pas vu le spectacle dégoûtant d'un homme ivre ?

Qui n'a pas sué de pitié à la vue de ces êtres qui, au mépris de toute dignité et de tout sentiment moral, vont jusqu'à perdre la raison et se ravaler au-dessous de la brute? Quoi de plus hideux, en effet, que de rencontrer un ivrogne affaissé sur lui-même et tombé au pied d'une borne, comme un tas d'ordure au milieu des immondices !

Les effets de l'ivrognerie sont affreux. Sans parler des dangers qui frappent souvent l'individu pendant l'accès de l'ivresse, ivresse qui est un véritable empoisonnement par l'alcool, sans parler de ces congestions, de ces apoplexies mortelles, etc., l'ivrogne s'abrutit, devient incapable de volonté, d'énergie, de courage; il devient imbécile et stupide. Mais il ne perd pas seulement les facultés de l'esprit et du cœur, il est également frappé de maladies d'estomac et d'intestins. Les inflammations aigues et chroniques, et même le cancer, en sont les suites ordinaires.

Nous mentionnerons encore une affreuse conséquence de l'habitude de l'ivrognerie. Nous voulons dire la combustion humaine spontanée, admise par beaucoup de médecins. L'individu, habitué à faire un usage immodéré des liqueurs fortes, est imprégné d'alcool dans tous ses tissus. Il n'est pas jusqu'à sa respiration qui n'exhale en tout temps les vapeurs spiritueuses ; eh bien, on a vu quelquefois, dans ces circonstances, l'individu prendre feu au contact d'un corps en ignition, et, dans un temps fort court, être entièrement réduit en cendres. Il se voit, il se sent brûler et carboniser peu à peu. Il n'est, en effet, aucun secours capable d'arrêter cette combustion.

Règles hygiéniques.

Après tout cela, doit-on être surpris que des hommes, amis de l'humanité, poussés par l'amour de leurs semblables, se soient dévoués à la tâche pénible de combattre le vice, l'habitude hideuse de l'ivrognerie. C'est dans ce but qu'ils ont institué les sociétés de tempérance, sociétés très répandues aux Etats-Unis, en Angleterre, en Allemagne, etc., et qui comptent des millions d'adhérents. On ne saurait trop louer, et ces religieux qui parcourent le monde pour étendre les bienfaits de ces associations, et leurs nombreux et courageux sectateurs. On se sent pénétré de reconnaissance et d'admiration pour ces nouveaux apôtres, quand on songe que dans une seule année (1848) la Grande-Bretagne a absorbé en boissons énivrantes la somme colossale de 490 millions de dollars, et qu'elle a fabriqué pour son usage 520 millions de gallons de bière. Aussi chaque année, dans ce pays, voit-on périr plus de 7,000 personnes des suites de l'ivrognerie.

Boissons aromatiques. Café. Influence. Règles hygiéniques.

La graine du caféier, soumise à la torréfaction et réduite en poudre, est prise en infusion comme boisson aromatique. Elle est tonique et nourrissante, et ordinairement bien supportée par l'estomac. On la prend à la fin des repas pour faciliter la digestion. Quand on a l'habitude d'en prendre, il faut en continuer l'usage, si on veut éviter des douleurs de tête plus ou moins violentes.

On peut remplacer l'infusion de café par des infusions de châtaigne, de pois, de chicorée, de glands-doux torrifiés et réduits en poudre. Ces dernières conviennent aux enfants et aux personnes lymphatiques.

Thé. Influence. Règles hygiéniques.

C'est l'infusion des feuilles du Thea sinensis. Il y en a de deux sortes : le thé vert, plus âcre, et le thé noir, plus doux. Ce dernier est le meilleur. Cette infusion, moins nourrissante que celle du café, facilite mieux la digestion. On peut la prendre avec ou sans lait.

Cacao-chocolat. Influence. Règles hygiéniques. Le chocolat se fait avec la graine ou noix du Theobroma-Cacao. On le prend cru, cuit à l'eau ou au lait. Très analeptique, il est souvent indigeste ; aussi doit-on le prendre plutôt au déjeuner qu'au dîner. Plusieurs personnes se servent, sous forme de chocolat, de la décoction des graines de cacao écrasées. On est obligé d'y ajouter beaucoup de sucre.

Boissons acides. Influence. Règles hygiéniques. Dans les grandes chaleurs de l'été, on fait souvent usage de boissons rafraîchissantes. Les principales sont la limonade (eau et jus de citron), l'orangeade (eau et jus d'orange), le sirop de groseille, etc. Si on les prend à doses élevées, elles ne tardent pas à fatiguer l'estomac, à l'irriter même, et à donner la diarrhée. Aussi doit-on préférer, pour étancher la soif et pour remplacer les liquides perdus par les sueurs, l'eau sucrée ou l'eau mélangée avec un peu d'eau-de-vie ou de rhum. On se sert encore fréquemment, et avec avantage, d'eaux chargées d'acide carbonique. Elles favorisent la digestion en stimulant légèrement les organes.

CHAPITRE III.

GESTA.

Gesta-Exercice. L'exercice est la contraction musculaire mise en jeu.

Exercice modéré. Son influence. Cet exercice est nécessaire à l'entretien de la santé lorsqu'il est modéré. L'appétit est excité, la digestion plus facile, la circulation plus accélérée, la chaleur de la peau plus forte, en un mot toutes les fonctions s'exécutent mieux et entretiennent ou augmentent l'énergie et la vigueur.

C'est surtout par la marche qu'on obtient ces heureux résultats. C'est l'exercice le plus simple et le plus avantageux en même temps, puisque tous les muscles du corps en quelque sorte sont mis en action. La marche en plaine est toujours préférable à la marche à travers les montagnes. Celle-ci est surtout nuisible aux personnes atteintes d'anévrismes ou de maladies de poitrine.

Règles hygiéniques relatives.

Règle générale, une personne qui se porte bien et qui veut conserver sa santé, doit parcourir chaque jour d'une manière quelconque deux à quatre kilomètres. Cette règle cependant souffre certaines exceptions relatives à l'âge, au sexe, à la constitution, aux climats, aux professions, aux habitudes.

A l'âge.

Les enfants ont besoin de beaucoup d'exercice. Aussi les voit-on, à peine peuvent-ils se remuer, s'agiter en tous sens et d'une manière continue.

Quant aux vieillards, malgré leur grand âge, ils devront encore, autant que possible, s'y soumettre. C'est le meilleur moyen de conserver le peu de force qui leur reste.

Au sexe.

En général, les femmes ne se donnent pas assez de mouvements. Aussi sont-elles pour la plupart languissantes et sans beaucoup d'énergie. Il leur sera utile de se livrer à la marche et à la marche en plein air.

A la constitution.

Les constitutions délicates, les tempéraments lymphatiques ou nerveux auront un plus grand besoin d'exercice que le tempérament sanguin.

Aux climats.

Dans les pays chauds, l'exercice ne sera pas si considérable que dans les autres pays. L'ouvrier des régions tempérées fait dans sa journée deux fois autant que l'ouvrier des tropiques.

Aux professions. L'homme habitué à la vie sédentaire ne sera pas obligé à tant d'exercice que celui habitué à de rudes travaux.

Aux habitudes. On doit les prendre en grande considération et ne pas passer brusquement d'un repos absolu à un exercice violent.

Si l'exercice modéré est avantageux pour la conservation de la santé, il n'en est pas de même de l'exercice insuffisant ou de l'exercice immodéré.

Exercice insuffisant. Son influence. Règles hygiéniques.

Il agit de deux manières. Si, en même temps qu'on reste dans l'inaction, on se soumet à un régime peu réparateur, on n'observe pas d'effet sensible, ce qui se conçoit parfaitement, puisque l'équilibre est en quelque sorte maintenu. Mais si au contraire, quoique gardant le repos, on se soumet à une alimentation abondante, oh ! alors le corps, ne dépensant point par l'exercice autant qu'il gagne, se charge de graisse, et l'embonpoint rend les mouvements difficiles et pénibles. La goutte et la gravelle sont souvent la conséquence d'un tel régime.

Exercice immodéré. Son influence. Règles hygiéniques.

Il est funeste. La contraction musculaire, incessante et répétée, donne lieu à la fatigue, à la courbature. Si cette fatigue se renouvelle souvent, le corps perd son embonpoint, il maigrit, s'épuise et se trouve exposé à toutes les maladies qui frappent les animaux surmenés. On ne saurait obvier à ces inconvénients par une nourriture plus succulente ; l'estomac ne pourrait digérer suffisamment pour réparer les pertes, et d'un autre côté, épuisé qu'il est lui-même comme tous les autres organes, il ne peut se livrer qu'à une digestion lente et difficile.

Suivant la série des muscles mis en action, l'exercice s'appelle

Les contractions musculaires, en se combinant entr'elles, donnent lieu à des mouvements variés, à des exercices différents, suivant les régions du corps où elles agissent. C'est ainsi qu'on a distingué ces exercices en *effort*, *station*, *saut*, *course*, *danse*, *chasse*, *natation*, en exercice de la voix (*le parler*, *la lecture*, *la déclamation*, *le chant*), en gestation (*navigation*, *voiture*, *équitation*.)

effort. Influence. Règles hygiéniques.

Dans certains cas, on est appelé à développer une grande énergie musculaire, par exemple pour déplacer un fardeau. On y parvient à l'aide d'un effort, dont voici le mécanisme. On fait une profonde inspiration, immédiatement suivie d'une contraction énergique de tous les muscles qui entourent la poitrine et de ceux du ventre. Par le même mouvement, l'épiglotte s'abaisse et empêche la sortie de l'air à travers la gorge. On a de la sorte sur la poitrine, devenue immobile, un point d'appui fixe qui permet de déployer une force considérable. On ne devra pas abuser de cet exercice. Tous les jours des accidents en sont la suite. Nous ne citerons que les hernies, les congestions et les hémorrhagies cérébrales, la rupture des anévrismes, etc

Station. Influence. Règles hygiéniques.

Elle nécessite la contraction permanente et simultanée des muscles des jambes et du tronc. Cet exercice, qui n'est avantageux sous aucun rapport, fait naître promptement la courbature dans les jambes.

Saut. Influence. Règles hygiéniques.

C'est un mouvement par lequel le corps fléchissant ses articulations, les redresse vivement et avec vigueur, et s'élance perpendiculairement (saut vertical) ou horizontalement en formant une courbe au-dessus du sol (saut tangentiel). Il est un autre saut dans lequel les mains prennent un point d'appui sur l'obstacle que l'on veut franchir. C'est un bon exercice surtout pour les enfants, parce qu'il met en jeu un grand nombre de muscles; mais à cause de l'effort qu'il nécessite, il doit être défendu aux personnes atteintes ou menacées de maladies du cœur ou des poumons.

Course. Influence. Règles hygiéniques.

Elle se compose de la réunion de la marche et du saut. Modérée, elle est utile aux enfants; mais on ne doit jamais la pousser à l'extrême, car la maigreur ne tarde pas à survenir comme conséquence d'un exercice exagéré.

Danse. Influence. Règles hygiéniques.

Elle consiste tantôt dans une marche cadencée, tantôt dans la valse et ses variétés. Cette valse est difficilement supportée par beaucoup de personnes chez lesquelles elle fait naître des étourdissements, des vomissements et des syncopes.

La danse dans les salons, dans des endroits clos, est toujours nuisible à cause de la chaleur, de l'encombrement, de l'altération de l'air, etc., auxquels on est soumis.

Cependant les leçons de danse sont utiles aux jeunes personnes pour développer leurs muscles et fortifier leur constitution.

Chasse. Influence. Règles hygiéniques.

Elle entraîne un exercice violent de tout le corps. Aussi faut-il être robuste pour en supporter les fatigues.

Natation. Influence. Règles hygiéniques.

A cause du grand nombre de muscles mis en action, la natation est un exercice éminemment avantageux pour fortifier le tempérament. Aussi convient-il d'apprendre cet art aux jeunes gens des deux sexes, à moins qu'ils ne soient prédisposés aux maladies du cœur ou des poumons.

Exercice de la voix. Son influence. Règles hygiéniques.

Cet exercice comprend l'action de parler, la lecture, la déclamation et le chant. Ces diverses modifications de l'exercice de la voix agissent toutes de la même manière. Elles ne sauraient nuire lorsqu'on en use avec prudence. La lecture et la déclamation peuvent même être utilement employées pour développer la poitrine chez les jeunes garçons et les jeunes filles. Quant au chant, on doit l'exécuter avec circonspection, car les efforts qu'il nécessite fatiguent souvent la poitrine et peuvent la rendre malade. On conçoit que s'il en est ainsi pour le chant, il doit y avoir plus d'inconvénients encore à user des instruments à vent pour les personnes frappées de maladies des poumons ou du cœur. Aussi devront-elles s'en abstenir entièrement.

Gestation.

Ce mot désigne un exercice en quelque sorte passif. Le corps, en effet, n'est obligé à aucun mouvement. Il est transporté tantôt par un navire (navigation), tantôt par une voiture, tantôt enfin par un cheval (équitation.)

Navigation. Influence. Règle hygiénique.

L'exercice qu'elle procure n'est pas suffisant, et si les marins jouissent d'une bonne santé, ils le doivent aux manœuvres qu'ils font chaque jour dans leur rude métier.

La navigation produit le mal de mer caractérisé par des vertiges, des nausées, des vomissements avec contriction aux tempes et à l'estomac, et abattement plus ou moins complet de toute énergie.

Voiture. Influence. Règle hygiénique.

Si la voiture a de bons ressorts élastiques, elle est douce, et l'exercice qu'elle transmet au corps est à peu près nul. Cependant les promenades en voiture sont utiles aux convalescents et aux infirmes, parce qu'elles leur donnent de la distraction en même temps qu'elles leur permettent de respirer un air pur.

Mais si la voiture n'est pas bien suspendue, ou si elle ne l'est pas du tout comme les charriots, les charrettes, alors un rude cahot vient secouer les organes, les tiraille et peut donner naissance à plusieurs maladies.

Equitation. Influence.

Elle agit différemment, selon que le cheval va au pas, au trot ou au galop.

Règle hygiènique.

La marche au pas est un exercice salutaire. Elle agite doucement les organes, facilite la digestion et donne de l'appétit.

Le trot est pénible. Il secoue rudement et entraîne les mêmes inconvénients que les voitures mal suspendues. On a cherché à y remédier par ce que l'on appelle le trot à l'anglaise.

Le galop lui serait préférable, si la rapidité de la course ne venait gêner la respiration et faire naître des inflammations de poitrine.

Au reste, l'habitude de l'équitation donne naissance à des hernies et à différentes varices.

Gymnastique proprement dite. Influence. Règles hygièniques.

Nous ne finirons pas ce chapitre sans dire un mot de ce que l'on appelle la *gymnastique proprement dite*, tout en faisant remarquer que tous les exercices que nous venons de passer en revue ne sont autre chose que de la gymnastique. Celle-ci, en effet, a pour but d'obtenir le développement musculaire de tout le corps par un ensemble de mouvements qui constitue des exercices variés.

La gymnastique est très-utile aux jeunes gens des deux sexes. Elle excite l'appétit, facilite la digestion, favorise la nutrition, fortifie la constitution. Elle présente en un mot tous les avantages de l'exercice modéré, avantages que nous avons énumérés en tête de ce chapitre. On ne saurait trop en recommander l'usage dans les pensions et les colléges, où on cultive avec tant de soin l'intelligence des élèves et souvent au détriment des forces physiques. Le cerveau est surexcité; il s'empare de toute l'énergie vitale, et l'individu dépérit, devient chétif et maigre. La gymnastique viendra régulariser la vie et produira une jeunesse intelligente et vigoureuse. (On peut ranger au nombre des pratiques gymnastiques les jeux usités dans nos colléges, ceux de la balle, du ballon, des barres et autres.)

CHAPITRE IV.

PERCEPTA.

Percepta.

Dans ce chapitre, nous étudierons les impressions faites sur les sens par les modificateurs extérieurs, puis la direction à donner aux facultés intellectuelles, et enfin les affections de l'âme (passions).

Des sens.

Destinés à nous mettre en rapport avec les objets externes, ils sont au nombre de cinq : La vue, l'audition, l'odorat, le goût, le toucher.

La vue.

L'œil apprécie la forme, le volume et les autres caractères extérieurs des corps. Il y parvient à l'aide de la lumière, qui l'influence différemment, selon son intensité. Celle-ci, en effet, qu'elle soit naturelle ou artificielle, vient-elle à agir sur lui d'une manière trop intense, elle force à rapprocher les paupières, à froncer les sourcils, et la perte complète de la vue peut même dépendre de l'exposition prolongée à cet éclat éblouissant de la lumière. On en trouve des exemples chez les

Influence de la lumière sur l'œil.

ouvriers qui travaillent au feu des forges, chez les graveurs, les horlogers, etc.

La diminution ou la suppression de la lumière occasionne aussi, comme nous l'avons dit ailleurs, certains phénomènes fort remarquables. L'œil, habitué à une profonde obscurité, acquiert parfois la faculté de distinguer au sein des ténèbres des objets très-petits. Mais une personne placée dans ces circonstances ne peut pas impunément passer de son obscurité à une lumière un peu vive. La sensibilité de l'œil est telle qu'elle en perdrait la vue.

Règles hygiéniques.

La prudence commande donc d'éviter ces deux extrêmes. On parviendra à se préserver de l'action des rayons du soleil par l'emploi des visières ou de larges bords aux chapeaux. Pour le travail du soir, des abat-jour garantiront l'œil de la trop vive clarté des lampes. Celles-ci seront toujours préférées à la chandelle qui donne une lumière insuffisante et vacillante, et qui, par suite, fatigue beaucoup la vue.

L'œil peut être atteint.

Jusqu'ici nous avons supposé l'œil bien conformé. Mais il n'en est pas toujours ainsi. Assez souvent il présente des variétés que nous allons indiquer, et qui sont connues sous les dénominations de faiblesse de la vue, de myopie et de presbytie. Il est bon de les connaître pour savoir opposer les moyens convenables aux inconvénients qui en résultent.

De faiblesse.

Influence.

Règle hygiénique.

La vue peut être trop impressionnable, trop sensible ; la lumière la plus faible peut la fatiguer de même qu'un travail un peu assidu.

Pour combattre cette sensibilité, on aura recours à l'emploi de lunettes à verres plats, colorés en bleu ou en vert léger. Ces couleurs sont les plus douces. Elles sont innocentes pour nos regards, et il n'en serait pas de même du rouge et du violet. La vue en serait bientôt fatiguée.

Tout le monde connaît ce que l'on entend par myopie. Le myope est obligé pour distinguer les objets de les placer très-près de l'œil. C'est là une infirmité que l'on corrige par l'usage de lunettes à verres concaves. Ces lunettes présentent plusieurs numéros destinés à combattre les différents degrés de myopie.

De myopie. Influence. Règle hygiénique.

La presbytie est le défaut contraire. Pour bien voir l'objet, on est obligé de le placer à une distance plus ou moins grande. On combat cette altération de la vue, qui est assez commune chez les vieillards, par l'emploi de lunettes à verres convexes.

De presbytie. Influence. Règle hygiénique.

Le sens de l'ouïe permet aux hommes de communiquer entr'eux à l'aide des sons qui peuvent être réguliers et mesurés, comme dans la voix, la parole, la musique, ou bien confus et obscurs.

L'audition.

Ces sons agissent sur l'organe de l'audition et par leur intensité et par leur nature.

Influence des sons.

Sont-ils intenses, violents comme la détonation d'une pièce de grosse artillerie, ils peuvent rendre sourd.

Chacun sait aussi combien on est désagréablement impressionné par les cris perçants. L'habitude de les entendre n'en diminue pas l'effet ; bien au contraire, elle fatigue l'oreille, émousse sa sensibilité et finit encore par rendre sourd. Nous pourrions citer les forgerons, les chaudronniers, etc.

La privation des sons ou leur faible intensité habituelle rend l'ouïe tellement délicate qu'elle est sensible au moindre bruit. Dans ce cas, les sons les plus ordinaires ébranlent violemment l'organe de l'audition.

Quant à la nature des sons, les uns sont graves et les autres aigus. Les premiers fatiguent moins l'oreille, à moins qu'en même temps ils ne soient très-intenses, comme le bruit du canon.

Règle hygiénique.

La règle hygiénique est facile à trouver. Comme pour la vue, il faut éviter les extrêmes. On fuira surtout les bruits intenses, puisqu'ils peuvent rendre sourd ou tout au moins diminuer la finesse de l'oreille. Si malgré tout, on est frappé de cette infirmité, on y obviera par l'usage des cornets acoustiques, instrument également précieux pour les vieillards, dont l'ouïe, par les progrès de l'âge, s'émousse, s'affaiblit, devient dure.

L'odorat.

Annexe du sens du goût, il sert à apprécier la nature des corps, surtout de ceux destinés à l'alimentation.

Influence. des odeurs.

Il y parvient à l'aide des odeurs dont l'action dépend de leur intensité et aussi de la finesse de l'odorat de chaque individu.

Les odeurs trop fortes occasionnent des maux de tête et parfois des vomissements. Si on persiste à s'y soumettre, le sens de l'olfaction peut être diminué ou même détruit. Cette infirmité n'entraîne aucune conséquence fâcheuse pour la santé.

Règles hygiéniques.

Il convient donc de ne pas se soumettre à des odeurs trop pénétrantes surtout pendant longtemps. Au reste, chacun écoutera à ce sujet ses dispositions particulières, car il est des personnes qui ne peuvent supporter sans inconvénient certaines odeurs même les plus agréables, ainsi celles de la rose, de la violette, des pommes.

Le goût.

Il est destiné à recevoir les impressions fournies par les objets de l'alimentation et à juger de la qualité bonne ou mauvaise de ces substances. Ces impressions sont appelées saveurs, lesquelles agissent par leur intensité et par leur nature.

Influence des saveurs

Les saveurs trop énergiques, trop stimulantes, surtout si elles sont habituelles, finissent par émousser et même détruire plus ou moins complètement l'organe du goût.

Sous le rapport de leur nature, les saveurs sont sucrées, acides, amères, etc., et sont plus ou moins bien tolérées par les différents individus. C'est ainsi que certaines personnes trouvent agréables des saveurs pour tout autre insupportables. Elles sont aussi plus ou moins bien senties, appréciées suivant la délicatesse du palais. Cette finesse de l'organe est parfois bien remarquable chez les experts dégustateurs des vins.

Règle hygiénique.

Comme pour les autres sens, il faut éviter l'excès, c'est-à-dire les saveurs trop fortes.

Le toucher.

Influence des frottements.

Ce sens réside à la surface du corps et principalement à la main. Sa délicatesse est en raison inverse de l'épaisseur et de la dureté de la peau C'est ainsi que chez l'homme des champs, la main devenue calleuse par le frottement continuel des objets durs est presque insensible, surtout si on la compare à celle de l'homme de lettres, habitué à ne manier que la plume.

Règles hygiéniques.

Il faudra donc, si on veut conserver toute la finesse, toute la perfection du tact, ce qui est nécessaire dans plusieurs professions, il faudra éviter avec soin les frottements rudes qui épaississent la peau, il faudra employer souvent les bains, les lotions, les lavages. On fera également usage de gants, surtout pour exécuter des travaux auxquels les mains ne sont pas habituées.

Des facultés intellectuelles.

Les impressions reçues par les sens viennent toutes aboutir au cerveau, instrument dont se sert notre esprit pour élaborer ces impressions et en faire des idées. Le travail qui en résulte constitue l'exercice des facultés intellectuelles dont les trois principales sont : 1° l'attention, si nécessaire pour fixer et classer les idées ; 2° la mémoire, indispensable pour en conserver le souvenir ; 3° le jugement, qui ne prononce qu'après un travail de comparaison et d'appréciation.

Influence de l'étude prolongé.

Cet exercice des facultés intellectuelles peut être plus ou moins assidu, et par suite occasionner une fatigue plus ou moins grande à l'instrument de l'intelligence. Poussée trop loin, cette fatigue est nuisible. Le sang est attiré au cerveau, il s'y fait des congestions, des apoplexies, des fièvres cérébrales. La vie tout entière s'y concentre et abandonne pour ainsi dire le reste du corps ; aussi la constitution ne tarde-t-elle pas à s'altérer. L'appétit diminue, la digestion devient pénible, le corps maigrit et la peau s'étiole. Le moindre exercice est fatigant. Le visage est sérieux et d'un aspect sévère, même chez les jeunes enfants ; enfin des névralgies diverses, à la tête, à l'estomac, partout, sont encore la suite des excès des travaux de l'esprit.

Règles hygiéniques.

Il importe donc d'éviter la trop grande fatigue du cerveau.

On y parviendra en ne se livrant pas avec trop d'ardeur et d'assiduité aux travaux de la pensée, en les variant, en les équilibrant par des exercices physiques, par la promenade à pied, par exemple, surtout après les repas. Mais le moyen le plus puissant c'est un sommeil tranquille et prolongé, assez longtemps pour être réparateur.

Ces conseils seront surtout applicables à l'enfance et à l'adolescence. A cet âge, en effet, il faut user de plus de ménagement. Il ne faut pas laisser ces jeunes intelligences méditer trop longtemps les mêmes sujets. Trois heures consécutives d'étude sont déjà beaucoup. Aussi a-t-on eu raison, pour neutraliser cette action, d'ajouter aux études classiques l'usage de la gymnastique. Nous ne saurions trop l'approuver, persuadé que nous sommes que beaucoup d'enfants meurent ainsi victimes des excès des travaux intellectuels. D'ailleurs, tous les enfants n'ont pas la même facilité pour le travail, et ceux qui sont doués d'une intelligence moindre font des efforts inouïs pour suivre leurs camarades et acquérir des connaissances qui souvent ne leur servent guère dans l'avenir, car on ne peut donner ni imagination à celui qui n'en a pas les bases, ni jugement droit à celui qui n'a pas de rectitude dans l'esprit.

Mme de Sévigné a peint par un mot sévère les conséquences de cette éducation de *serre-chaude*, selon l'expression de Mgr. Dupanloup. « Petits prodiges à quinze ans, dit-elle, et vrais sots toute leur vie. » C'était la même pensée qu'exprimait M. de Talleyrand, quand il disait plus poliment : « Oui, ce sera toute sa vie un enfant de grande espérance. »

Pour éviter de tels malheurs, ceux qui ont mission d'élever l'enfance auront soin de veiller à ce que l'intelligence de leurs jeunes élèves ne soit pas surmenée, à ce que ces jeunes gens puissent goûter un temps convenable le repos de la nuit, et à ce que les heures de la journée soient partagées entre les travaux physiques et les travaux intellectuels.

La journée ordinaire de l'écolier est ainsi partagée :

A 6 heures du matin, réveil et lever.

De 6 à 8 h., travail.

A 8 h., déjeûner (potage, chocolat, etc.)

De 8 à 9 h., récréation.

De 9 à 11 h., nouveau travail.

De 11 à 11 h. 1/2, dîner (viandes, légumes).

De 11 h. 1/2 à midi, récréation.

De midi à 2 h. 1/2, nouvelles occupations sérieuses.

De 2 h. 1/2 à 3 h., récréation et léger repas solide.

De 3 h. à 5 h. 1/2, nouveaux travaux.

De 5 h. 1/2 à 6 h., souper (viandes, légumes).

De 6 h. à 6 h. 1/2, dernière récréation.

De 6 h. 1/2 à 9 h., dernière étude.

A 9 h., coucher.

Cependant on a reconnu la nécessité d'accorder dans la semaine une demi-journée de congé le jeudi et la journée entière le dimanche, et dans l'année deux mois de vacance.

Des passions. Les connaissances que nous avons acquises par les sens et par les travaux de l'esprit sont jugées par notre âme et font naître en nous des sentiments de prédilection ou de répugnance, selon que les émotions sont agréables ou pénibles. Quand ces sentiments, ces émotions restent dans de justes bornes, il n'y a pas lieu de s'en préoccuper; mais lorsqu'ils sont excités violemment, ils bouleversent tout notre être et prennent alors le nom de passions.

Leur influence. Tout le monde connaît l'influence des passions sur notre organisation. Les causes morales, les impressions subites et violentes tuent parfois sans laisser aucune trace pour expliquer la mort. On a vu des personnes succomber ainsi à des accès de frayeur, de colère, de joie immodérée, de chagrin subit et profond. L'amour, la jalousie, l'avarice, l'orgueil, l'ambition peuvent produire le même résultat. Cependant c'est là l'exception, et même il est assez rare de rencontrer des congestions ou des hémorrhagies, soit au cerveau, soit dans les poumons. Le plus souvent les passions agissent avec moins d'intensité, et alors on n'observe que des étouffements et des palpitations nerveuses, qu'une sécrétion plus abondante des larmes et des urines, que des troubles dans la digestion, tels que vomissements, diarrhée, jaunisse.

Tels sont les phénomènes qui se manifestent sous l'influence des passions excitées, qu'elles soient agréables ou tristes. Elles agissent, en effet, à peu près de même, et la différence qui les sépare est peu sensible. Les premières (agréables), la joie, le bonheur accélèrent la circulation et portent le sang à la peau ; les secondes (tristes) au contraire, ralentissent cette même circulation et décolorent la peau en la couvrant de ce que l'on appelle la chair de poule. Les passions tristes et prolongées ont aussi sur l'homme une action lente et meurtrière. Tous les jours nous constatons que bien des cancers de l'estomac, que bien des maladies chroniques du foie, doivent leur naissance et leur développement aux revers de fortune, à l'ambition trompée, à l'amour contrarié, à la jalousie. Dans tous ces cas, les affections sont le plus souvent mortelles, et les malades succombent après avoir enduré de longues souffrances physiques et morales.

Avant d'essayer quelques conseils pour combattre les passions, disons un mot de leur influence, relativement à l'âge et au sexe.

Chaque âge a ses passions, comme on l'a dit depuis longtemps ; cependant l'enfance est assez calme, à part quelques cas rares de jalousie et de colère. L'adolescent, au contraire, cherche surtout le plaisir des sens ;

pour l'adulte, il est tourmenté par l'ambition et l'orgueil. Quant à la vieillesse, elle est concentrée dans l'avarice, l'ambition et l'humeur chagrine.

Relativement au sexe, les femmes, par suite de leur sensibilité plus grande, obéissent plus vivement aux passions que les hommes.

Règles hygiéniques.

Le point le plus difficile de l'hygiène, c'est de tracer des préceptes pour diriger les passions. L'homme, emporté par elles, est sourd aux conseils de la raison et à toute influence extérieure. Il n'écoute que son penchant dominant et finit souvent par des exagérations criminelles, par le meurtre et le suicide. Assurément, il est bien difficile de l'arrêter, lorsque l'âge a ainsi donné à ses passions toute leur force et toute leur vigueur. Mais pourquoi se décourager? N'avons-nous pas vu qu'on pouvait jusqu'à un certain point modifier les tempéraments en exposant les hommes aux conditions qui font prédominer telle ou telle constitution. Eh bien! on s'en souviendra et on réussira ainsi à calmer des passions exaltées, surtout si on y ajoute le conseil si utile et souvent si nécessaire d'éviter les occasions qui ordinairement les excitent en nous. Ces deux préceptes n'ont pas échappé aux législateurs des monastères, et ils ont pensé avec raison que la fuite des occasions et les rigueurs de la vie matérielle contribueraient à en abattre la violence et à rendre, par suite, plus facile la pratique des vertus du cloître.

Il est un autre moyen efficace et qui, tout en laissant à l'homme la fougue de son caractère et la vivacité de ses penchants, ne fait qu'en changer l'objet et le but. On peut être passionné avec la même énergie pour le bien comme pour le mal. L'histoire nous a laissé le récit de ces conversions morales. Nous ne citerons que saint Paul et saint Augustin.

Mais, sans contredit, le meilleur conseil que l'on puisse donner est d'opérer sur l'enfance. Elle est encore vierge d'habitudes mauvaises, et l'éducation, nous voulons dire l'éducation religieuse, peut agir sur elle avec efficacité. C'est alors, en effet, que l'on peut attendre de bons résultats de l'empire des préceptes et de l'exemple, c'est alors que l'on peut donner à l'âme encore candide une direction convenable en lui montrant l'horreur du vice et les conséquences fatales des mauvaises passions, en même temps qu'on fera briller à ses yeux les nobles perfections de la vertu.

C'était aussi l'opinion de Leibnitz, qui a dit cette parole profonde : « J'ai toujours pensé qu'on réformerait le genre humain, si on réformait l'éducation de la jeunesse, » et plus loin : « La bonne éducation de la jeunesse, c'est le premier fondement de la félicité humaine. » « En effet, ajoute Monseigneur Dupanloup, c'est l'éducation qui, par l'influence décisive qu'elle exerce sur l'enfant et sur la famille, éléments primitifs de toute société, fait les mœurs domestiques, inspire les vertus sociales et prépare des miracles inespérés de restaurations intellectuelle, morale et religieuse. C'est l'éducation qui fait la grandeur des peuples et maintient leur splendeur, qui prévient leur décadence et au besoin les relève de leur chûte. »

DU SOMMEIL.

Jusqu'ici, nous avons examiné l'homme dans l'exercice de ses facultés physiques, intellectuelles et morales. Sommeil. Influence.

Règles hygiéniques.

Mais cet exercice ne peut se continuer toujours. Il entraîne, comme conséquence inévitable, la fatigue de nos organes, la diminution de leur énergie et de leur perfection, et on conçoit que, poussé plus loin, il pourrait déterminer leur abolition complète, leur impossibilité d'agir, de fonctionner. Aussi, la nature, toujours prévoyante et sage, nous a-t-elle, pour effacer cette fatigue, imposé le besoin de repos, la nécessité du sommeil, lequel, pour être vraiment réparateur, doit être complet, c'est-à-dire entraîner l'abolition de la conscience et le repos absolu des facultés de l'esprit. Le sommeil répare alors les forces physiques et redonne au corps sa vigueur première; il repose les facultés intellectuelles et rend à l'esprit toute sa fraîcheur. C'est, en effet, le grand moyen propre à rétablir l'équilibre, et on ne saurait s'y soustraire. C'est un besoin naturel auquel on succombe de toute nécessité et qui se manifeste toujours lorsque la fatigue commande le repos. Il n'est donc pas besoin de l'exciter, d'autant plus que les moyens mis en usage agissent tous en congestionnant le cerveau, que ce soit l'action de bercer ou de secouer les enfants, que ce soit, pour l'adulte, l'emploi des liqueurs alcooliques ou de l'opium. D'ailleurs, il est des bornes à ce sommeil, et, à part l'enfant au berceau, qui ne fait guère que boire et dormir, il n'est généralement, chez l'adolescent, que de huit à dix heures; chez l'adulte, que de six à huit heures; chez le vieillard, que de six heures et même de beaucoup moins. Il y a cependant de nombreuses exceptions à ces données générales : c'est ainsi que toutes choses égales d'ailleurs, les femmes, les enfants et les sujets à constitution délicate doivent s'abandonner à un sommeil plus prolongé. Il en est de même pour tout individu qui a supporté un exercice physique ou un travail intellectuel anormal. C'est le seul moyen de réparer cet excès de perte. C'est dans le même but que dans les pays chauds, et, pour nos climats tempérés, dans les grandes chaleurs de l'été, on doit approuver et encourager l'usage de la sieste et de la méridienne.

Quoiqu'il en soit, l'empire de l'habitude sur la durée du sommeil est telle qu'on repose chaque jour le même laps de temps. Terminons par une dernière recommandation. C'est qu'on doit attendre, pour se livrer au sommeil, qu'il se soit écoulé trois ou quatre heures après le repas. Disons enfin qu'on doit éviter le réveil en sursaut, qui pourrait être accompagné de spasmes nerveux intenses et prolongés.

HYGIÈNE DES PROFESSIONS AGRICOLES.

A la page 22, nous avons dit que les règles hygiéniques convenables aux diverses professions pouvaient se déduire facilement des préceptes généraux contenus dans ce livre. Nous avons ajouté que nous citerions un exemple à la fin de notre travail, où, sous forme d'appendice, nous ferions aux professions agricoles en général l'application des lois de l'hygiène. Il nous sera facile de remplir notre promesse, et, pour faciliter notre travail, nous allons parcourir les divers chapitres de l'hygiène en y rappelant ce qui peut plus particulièrement s'appliquer aux gens de la campagne, qu'ils soient fermiers, domestiques, bouviers, bergers, vignerons, etc.

SUJET DE L'HYGIÈNE.

Les diverses modifications apportées dans la santé de l'homme par l'âge, le sexe, le tempérament, la constitution, l'idiosyncrasie, l'hérédité, les habitudes, les races ne présentent rien de bien particulier au point de vue des professions agricoles ; cependant, nous ferons remarquer que c'est surtout dans les campagnes qu'on rencontre encore la funeste habitude de serrer les enfants dans d'étroits maillots, habitude contre laquelle on s'élèvera avec force en apprenant aux bons villageois que les bras, toujours libres, doivent être placés hors du maillot, et que celui-ci doit être laissé assez lâche pour que les membres inférieurs puissent exercer certains mouvements.

Nous croyons inutile de nous appesantir davantage sur les soins à donner aux enfants. Nous savons qu'on ne peut exiger beaucoup des habitants de la campagne ; aussi serions-nous heureux de voir se répandre dans les communes rurales l'œuvre si utile des crèches et des asiles. Ces institutions y répandraient un grand bienfait et serait pour les pauvres une véritable providence. Nous ne saurions trop attirer sur ce point l'attention des autorités locales.

Mais s'il est désirable de fonder des crèches et des asiles pour l'enfance pauvre des campagnes, il n'est pas moins urgent d'établir des maisons de retraite pour les vieillards infirmes et malheureux. Nous avons indiqué l'œuvre admirable des petites sœurs des pauvres, œuvre si éminemment utile et qu'il serait bien facile de répandre partout.

MATIÈRE DE L'HYGIÈNE.

Circumfusa et Applicata.

Rien de particulier aux professions agricoles. Chaleur.

Rien à noter. Lumière.

Nous rappellerons surtout les deux conseils que nous avons déjà donnés : 1° Eviter en temps d'orage, et alors que le tonnerre gronde, de se mettre à l'abri sous un arbre ; 2° se garder bien de sonner les cloches. Electricité.

(*Voir* l'article Climats.) Influences sidérales.

Ce chapitre est un des plus importants de l'hygiène des professions agricoles. Aussi devons-nous recommander avec instance les préceptes que nous avons déjà tracés et appuyer essentiellement sur quelques-uns. Air atmosphérique.

C'est ainsi que nous ne saurions trop fortement insister sur la funeste habitude des agriculteurs de ne prendre aucune précaution contre les courants d'air. Ils arrivent des champs, couverts de sueur, et se placent tout bonnement sous une porte cochère ouverte à tous les vents. De là de nombreuses fluxions de poitrine, souvent mortelles. Eviter les courants d'air froid lorsque le corps est en sueur, est donc un précepte de toute rigueur.

Nous rappellerons aussi à ceux qui habitent les bois ou leur voisinage, qu'ils doivent se préserver de l'action de l'acide carbonique exhalé par les arbres pendant la nuit, et ils se souviendront que dans ce but, ils auront à fermer les croisées après le coucher du soleil.

Il est un autre conseil sur lequel nous voulons encore appuyer d'une manière spéciale. Il est relatif aux marais. Nous ne saurions, en effet, trop insister sur ce sujet quand on pense aux ravages que font dans certaines contrées les effluves marécageux. On les évitera donc avec le plus grand soin, et, bien que nous en ayons indiqué les moyens ailleurs, qu'il nous soit permis de les répéter de nouveau.

L'habitant des champs placera sa demeure, autant qu'il lui sera possible, sur des points élevés ou tout au moins de façon à éviter le courant ordinaire des vents passant sur les marais. Pour plus de sûreté, il percera de leur côté peu d'ouvertures et y établira des plantations de peupliers.

Il se gardera bien de sortir la nuit et ne se livrera aux travaux du dehors que pendant que le soleil se montrera à l'horizon.

Relativement à lui-même, il se couvrira de vêtements de laine, fera usage d'une alimentation tonique et évitera de boire des eaux stagnantes ou même celles de citerne ou de puits avant de les avoir filtrées sur le charbon animal.

Si ces précautions ne suffisaient pas pour le garantir des influences paludéennes, il lui faudrait quitter leur voisinage ou entreprendre le dessèchement des marais ou leur conversion en eaux vives.

Sol. Il se souviendra aussi de ces conseils, lorsqu'il sera obligé de défricher une terre neuve ou vierge, ou lorsqu'il se livrera à la culture du riz ou du chanvre.

Eaux. Rien de spécial aux professions agricoles.

Climats. Tout en se soumettant aux autres conseils indiqués à l'article *Climats chauds*, les habitants de la campagne se souviendront des dangers de la chaleur solaire directe quand elle est trop élevée et auront à l'éviter. Obligés de s'y soumettre, ils se couvriront la tête d'un large chapeau de paille blanche et le corps de vêtements légers, peu colorés et amples.

Habitations.

Le plus souvent elles pêchent contre les lois de l'hygiène, et tout le monde sait que l'homme des champs habite généralement des maisons trop petites, basses, non planchéiées, mal fermées, entourées de fumiers en fermentation. Toutes ces conditions mauvaises pourraient facilement disparaître en recommandant ou en exigeant du bon villageois l'application des conseils donnés à la page 84.

Vêtements.

Ils sont bien souvent insuffisants pendant l'hiver ; cependant, pour résister aux fumées de l'atmosphère, l'homme des champs aurait besoin de se couvrir de vêtements chauds, secs et peu hygrométriques.

Il semble inutile d'ajouter que ces vêtements devront être tenus propres pour éviter des maladies de peau, souvent rebelles.

Autant que possible, il ferait bien aussi de s'abstenir de sabots, à cause de leur dureté et de leur inflexibilité, et de les remplacer par des galoches.

Cosmétiques.

On ne fait guère usage que de savon simple. Ce cosmétique suffit à tous les besoins.

Bains.

Il serait à désirer que leur usage put se répandre dans les campagnes. On pourrait facilement établir des bains publics dans les villages où passent des rivières.

Virus.

Nous insisterons sur les deux conseils que nous avons déjà donnés : 1° Abattre les animaux atteints de virus (rage, morve, farcin, charbon) ; et 2° éviter de faire coucher les palefreniers dans les écuries.

INGESTA.

Aliments. Règne animal.

En général le campagnard ne fait guère usage que de la viande de vache et de cochon, que de lait et de fromage.

Règne végétal Céréales.

Le froment n'est pas employé pur pour sa nourriture. Il l'associe, et souvent dans une faible proportion, au seigle et à l'orge dans la fabrication d'un pain que les estomacs robustes peuvent seuls supporter. L'avoine lui est d'un grand secours. Il en fait de la bouillie de même que du maïs et du blé noir (sarrasin), qu'il mange encore sous forme de galette.

Quant aux légumes, il absorbe beaucoup de choux, de carottes, de navets, de panais, d'haricots, de lentilles, de pois, de fèves, mais c'est surtout de pommes de terre dont il fait une grande consommation.

Condiments.

Pour faciliter la digestion de ces légumes, il fait usage principalement de sel et de poivre ; plus rarement de vinaigre, de moutarde ou d'huile.

Régime.

On voit donc, d'après cette énumération, que le régime maigre prédomine sur tout, pour ne pas dire compose exclusivement la nourriture du campagnard. Aussi est-il exposé aux inconvénients que nous avons reconnus à ce régime, inconvénients souvent aggravés par une nourriture insuffisante, car fréquemment les aliments dont il fait usage ne sont pas en rapport avec les fatigues physiques qu'il est obligé de supporter. L'influence de ce régime est tellement marquée, que l'on a pu constater que, toutes choses égales d'ailleurs, dans les provinces riches, la vie de l'homme des champs était de douze ans plus longue que dans les provinces pauvres.

On comprendra qu'il est difficile d'indiquer la quantité et la qualité des aliments que chacun doit consommer chaque jour ; cependant on se souviendra de la ration du cavalier français, et on s'efforcera d'améliorer le régime de l'habitant de la campagne en augmentant la quantité, mais surtout la qualité des substances alimentaires. Nous savons que s'il ne mange pas plus souvent de viande fraîche, c'est que le prix en est trop élevé pour ses modiques ressources, et alors on le voit saler et fumer sa vache et son cochon , les réservant ainsi pour les grands jours de fêtes.

La salaison et le boucanage sont en effet les deux modes de conservation employés dans les campagnes. Il serait à désirer que le procédé Appert fût plus connu et exploité en grand dans l'intérêt de l'alimentation animale des gens livrés aux professions agricoles. Il serait mieux encore de modifier l'organisation de la boucherie, de façon que par son bas prix la viande fraîche puisse devenir un aliment ordinaire pour les habitants de la campagne. Conservation des aliments.

L'eau étant leur boisson ordinaire et souvent presque unique, ils devront se souvenir des caractères de l'eau potable et de son influence sur l'homme. Ils se souviendront en particulier qu'ils ne doivent jamais boire froid lorsqu'ils sont en sueur, et qu'il est avantageux d'aiguiser par un peu d'eau-de-vie l'eau destinée à étancher la soif. Boissons.

Quant à la quantité d'eau que l'on doit prendre dans les vingt-quatre heures, elle est évidemment fort variable. Le villageois qui, pendant les chaleurs de l'été, travaille sous l'ardeur du soleil, pourra sans inconvénient en absorber plus d'un litre, quantité qui, comme nous l'avons dit au chapitre des boissons, est suffisante dans les circonstances ordinaires.

Bien que l'eau soit la boisson ordinaire, cependant dans certaines contrées on fait usage du cidre et du poiré, liquides fermentés bien inférieurs à la bière, et surtout au vin. Pour ce qui les concerne nous renvoyons à la page 128.

GESTA.

Exercice. Si l'exercice modéré est nécessaire pour l'entretien de la santé, nous savons aussi que l'exercice immodéré est nuisible à l'homme. Son corps se fatigue, maigrit, s'épuise et se montre plus apte à contracter des maladies graves. C'est cependant une condition dans laquelle se trouve souvent l'ouvrier des champs. Pour lui la journée suit le soleil, et dans les longs jours il ne peut goûter un repos suffisant pour réparer ses forces. Aussi, le voit-on tomber de sommeil aussitôt qu'il s'arrête. On a cherché à atténuer les conséquences de ces exercices immodérés par l'usage de la méridienne, usage fort avantageux et qu'on ne saurait trop répandre.

PERCEPTA.

Les sens. Nous ne devons insister ici sur aucun précepte. Les professions agricoles peuvent facilement se passer de la délicatesse des sens, et en particulier de celle du toucher.

Facultés intellectuelles. Si nous avions une observation à ajouter aux idées générales émises au chapitre des facultés intellectuelles, ce serait celle d'un reproche fait aux habitants de la campagne. Dans bien des villages on montre encore de nos jours trop d'indifférence pour les travaux de l'esprit. Mais devons-nous appuyer sur ce blâme quand nous savons que le laboureur ne peut goûter un repos suffisant pour réparer ses forces ? Devons-nous lui reprocher sa négligence à cultiver ses facultés intellectuelles quand il ne peut pas même s'occuper de la direction de ses enfants ? Ne voyons-nous pas en effet les mères obligées de confier pendant le jour leurs jeunes nourrissons à de vieilles femmes, que leur âge ou leurs infirmités éloignent des travaux si pénibles de la terre ? Moyennant une petite rétribution, elles sont tranquilles sur le compte de leurs enfants, qu'elles viennent elles-mêmes allaiter ou qu'on leur porte à des heures déterminées... Et, dans les provinces pauvres, les mères ne sont-elles pas forcées de placer leurs enfants dans leurs berceaux, et de déposer ceux-ci sur le sol pendant les heures du travail, abandonnant ainsi ces pauvres créatures exposées à tous les dangers dans des maisons souvent mal fermées, et où des animaux immondes pénètrent par fois et mutilent ces petits êtres. Ah ! ces faits sont déplorables, et assurément il serait urgent d'établir dans les campagnes l'œuvre philanthropique des crèches et des salles d'asile. Il serait facile de les fonder, et on trouverait aisément dans chaque village des personnes convenables pour les diriger. Ne pourrait-on pas en accorder la surveillance à la femme du garde-champêtre et à la femme du bedeau ? De la sorte on améliorerait la position de ces humbles et utiles fonctionnaires. D'ailleurs on pourrait toujours placer à la tête de l'asile et de la crèche une de ces saintes filles qu'on appelle religieuses, et dont le courage et le zèle, le désintéressement et la piété chrétienne nous surprennent et excitent chaque jour notre admiration. Dans ces établissements les petits enfants y seraient à l'abri de tout danger, recevraient un commencement d'instruction et d'éducation, et attendraient ainsi l'âge où on pourrait les faire inscrire à l'école de la commune.

Des passions. Chez l'homme des champs les passions n'ont pas ordinairement un empire bien violent, et nous ne devons pas en être surpris. Chez lui, en effet, plusieurs des conditions propres à les amortir existent naturellement : rigueurs de la vie matérielle, fuite des occasions, et souvent croyance et pratiques religieuses.

1° Rigueurs de la vie matérielle. L'homme qui est obligé de supporter péniblement le poids du jour, qui le soir est couvert de sueur et harassé de fatigue, qui n'a, pour réparer ses forces, qu'un repos insuffisant et une nourriture plus insuffisante encore, cet homme ne peut guère écouter la voix des passions, qui, en partie pour ces raisons, ne se font pas chez lui beaucoup entendre.

2° Fuite des occasions. Il est en effet soustrait aux dangers de la corruption des villes, aux tentations inspirées par les mauvais conseils et la mauvaise compagnie ; il est étranger aux séductions de la volupté, aux appas du luxe et de la mollesse, aux raffinements de la civilisation, à la dépravation des mœurs et de l'impiété «cette grande maîtresse de tous les crimes, cette mère de tous les malheurs. » Il est, par contre, soumis à l'influence de la vie de famille, il a sous les yeux l'exemple de ses ancêtres, qui lui enseigne la pratique du travail, l'amour de l'ordre et d'une bonne réputation, et la croyance religieuse.

3° croyance et pratiques religieuses.

S'il est un frein capable d'arrêter l'homme sur la pente du crime, capable de le retenir sur le point de faillir, c'est bien la salutaire croyance à la religion; s'il est des moyens efficaces pour combattre les passions, ce sont assurément les pratiques du catholicisme. Aussi voyons-nous que les contrées où il se commet le moins de crimes (nous ne parlons que de notre France) sont celles où la religion est en honneur et a conservé toute sa puissance. En voulons-nous une autre preuve? Compulsons les fastes criminelles, et interrogeons ces grands coupables sur le sentiment moral et religieux. Les uns nous répondront que jamais leurs parents ne leur ont enseigné les vérités de la foi ni les pratiques religieuses, et, les maudissant alors, ils rejettent sur eux le poids de leur infamie et de leurs justes châtiments; les autres nous diront avec confusion que tant qu'ils ont été fidèles à Dieu leur conscience a été sans reproche, mais que du jour de leur tiédeur et de leur indifférence datent leurs premières fautes envers la société, et que bientôt l'oubli complet de leurs devoirs religieux les a précipités dans l'abîme du crime et du déshonneur. Le publiciste Montesquieu avait donc raison de s'écrier : « Chose admirable, la religion chrétienne, qui semble n'avoir pour objet que la félicité de l'autre vie, fait encore notre bonheur dans celle-ci. »

DU SOMMEIL.

Du sommeil.

Comme nous l'avons fait remarquer plusieurs fois, l'homme des champs ne goûte pas ordinairement, et surtout en été, un sommeil suffisant pour réparer ses forces. Il est des saisons où il repose à peine quelques heures. Il ne pourrait longtemps supporter cet excès de fatigue si, au milieu du jour, il ne lui était permis de prendre quelques instants de repos. La pratique de la sieste lui est donc indispensable, et on n'aura garde de l'y soustraire.

En résumé, on voit que la population agricole, beaucoup plus nombreuse que celle des villes (1), est soumise à des inconvénients sérieux, inconvénients qui existent surtout dans une alimentation souvent insuffisante, dans des fatigues physiques excessives, dans le manque de vêtements convenables pour résister aux intempéries des saisons, dans la mauvaise construction et l'insalubrité de leurs habitations, enfin dans le voisinage des effluves marécageux.

(1) La population totale de la France est ainsi répartie :

Agriculteurs	20,351,628
Manufacturiers.	2,094,371
Artisans	7,810,144
Professions libérales	3,991,026
Domestiques	753,505
Divers	780,496
	35,781,170

Les 20,351,628 agriculteurs se subdivisent eux-mêmes en :

Cultivateurs propriétaires	7,159,284
— fermiers.	2,588,311
— métayers.	1,412,037
— journaliers.	6,122,747
— domestiques	2,748,263
— bûcherons	320,986
	20,351,628

Malgré ces graves inconvénients, les habitants des champs vivent plus vieux que ceux des villes, et la population s'accroît plus promptement. C'est que, d'un autre côté, ils jouissent d'avantages précieux. Ils respirent un air plus pur, ils se livrent à un exercice musculaire énergique, ils sont éloignés de la corruption des villes, et partant ils ne sont pas dévorés par les passions de tout genre. De là aussi plus de tranquillité d'âme, plus de contentement moral. La vie de famille est plus complète, au point que les domestiques eux-mêmes en font en quelque sorte partie. Ne les voit-on pas rester dans les mêmes maisons vingt et trente ans?

Cependant la position des gens de la campagne pourrait s'améliorer beaucoup si on mettait en pratique les conseils donnés dans ce livre. C'est ainsi qu'il faudrait ajouter le froment à leur nourriture ordinaire, nourriture que l'on s'efforcera de rendre plus substantielle. C'est ainsi qu'il faudrait les couvrir de vêtements appropriés aux saisons, et leur bâtir des maisons plus commodes, plus grandes, mieux closes et éloignées des émanations dangereuses, émanations provenant des fumiers ou des marais ; c'est ainsi qu'un sommeil réparateur leur est également indispensable pour rétablir leurs forces épuisées.

Nous savons que jusqu'à ce jour on n'a pas pu arriver à ces heureux résultats, malgré les efforts louables que l'on a pu tenter ; nous savons aussi que la sollicitude générale se porte dans ce moment vers l'agriculture, source de paix et de bonheur intérieur pour les peuples. On ne saurait trop encourager ce mouvement des idées quand on sait que nous sommes tributaires de l'étranger pour environ 40,000 bêtes à cornes, et pour environ 20,000 chevaux par année; quand on sait encore que dans notre beau pays de France il reste environ huit millions d'hectares occupés par les terres incultes, landes et bruyères, c'est-à-dire presque un sixième de la superficie totale du pays.

Espérons qu'un état de choses si fâcheux cessera bientôt, grâce au progrès naturel de l'agriculture, à la propagation des bonnes méthodes, aux encouragements de toutes sortes prodigués aux améliorations, à la création de voies nouvelles de communication, à de bonnes combinaisons de l'impôt, à la constitution du crédit foncier, etc.; espérons-le dans l'intérêt du bien-être de la nombreuse population livrée aux professions agricoles.

TABLE DES MATIÈRES.

MORAND-BOUGET, IMP. ORLÉANS.

www.ingramcontent.com/pod-product-compliance
Ingram Content Group UK Ltd.
Pitfield, Milton Keynes, MK11 3LW, UK
UKHW021055270726
13967UKWH00012B/1494

9 782011 763143